Children's obesity *control*

Children's obesity

control

權威的‧親切的‧輕鬆的

兒童雞尾酒療法減肥

別再叫我小胖子！

Children's obesity control

晴易文坊

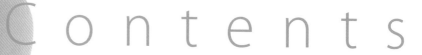

Contents

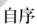

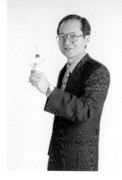

作 者 簡 介

1956年 生於台灣基隆
1974年 台北市立建國中學畢業
1981年 中山醫學院畢業
1982年 中心診所婦產科住院醫師
1983年 赴美國南加州大學進修◎台北市立中興醫院外科住院醫師
1985年 台北市立婦幼醫院總醫師◎開設內湖長春診所
1986年 台北私立中華開放醫院主治醫師
1987年 台北公保門診特約主治醫師
1991年 台北私立博仁醫院特約主治醫師
1999年 台北市立忠孝醫院減肥門診合約醫師◎首創公立醫院減肥門診
2000年 台北市立婦幼綜合醫院減肥門診合約醫師
2001年 長春新世紀醫院院長◎創辦復胖防治特別門診及一般性肥胖、局部性肥胖、產後肥胖專業門診

現任

屏東基督教醫院董事
恆春基督教醫院董事
路加偏遠醫療小組召集人
現代婦女基金會董事
中華民國肥胖研究學會常務理事、理事
南台灣肥胖研究中心召集人
亞洲區肥胖研究防治中心召集人
中華民國家庭醫學會會員暨專科醫師
中華民國外科醫學會會員暨專科醫師
台灣醫學會會員
台灣肥胖醫學會會員
台北醫學大學研究所

小時胖嘟嘟，大時病懨懨（自序）

只要有爸爸、媽媽帶著小胖子到門診來減肥，心裡總有幾分擔憂，因為直覺告訴我，這些年齡不大，但體重都足可列入「大胖子」級的小胖哥、小胖姊們，身體健康狀況一定都不好。

經身體檢查之後，報告上的數字完全可以印證我的直覺，膽固醇、三酸甘油酯、尿酸都過高，肺功能不好、頻尿，有些還有脂肪肝、痛風等疾病，想想看，才不過10歲左右的小小年紀，就已渾身是病，怎能不令人擔憂。

事實上，在全球化的趨勢下，「兒童肥胖」早已不是單一國家或地區的問題，它普遍存在於世界各地，若說「兒童肥胖」，是本世紀最困擾小兒醫學界的議題，一點也不為過。

特別是以前有關的研究不多，資訊少，加上「胖就是福」的錯誤觀念作祟，都使得醫學界在研究相關問題時倍感艱辛，因此，當陸續的研究證明發現，許多成人慢性病，如糖尿病、心臟血管疾病等都與兒童肥胖有密切關係，且兒童肥胖也急易引起猝死症、發展遲緩、免疫功能差等病因時，如何預防與治療，也就成為最刻不容緩的當務之急了。

解決兒童肥胖問題，首重預防，尤其是要從飲食方面加以控制，必需讓小朋友吃得營養，又不會發胖；而家長們在調理食物時，更要負起重責大任，在不失健康的前提下，著重色、香、味，投小朋友所好。

本書是我累積二十多年來、超過一萬人次的兒童減肥臨床經驗，從理論與實務兼具的角度，來探討兒童肥胖的問題，期能提供給為人父母者，在預防兒童肥胖上，有一範本可循，並在食物的調理上，也能有「工具書」做為輔助，為小朋友的健康，建構一個好的開始。

劉伯恩

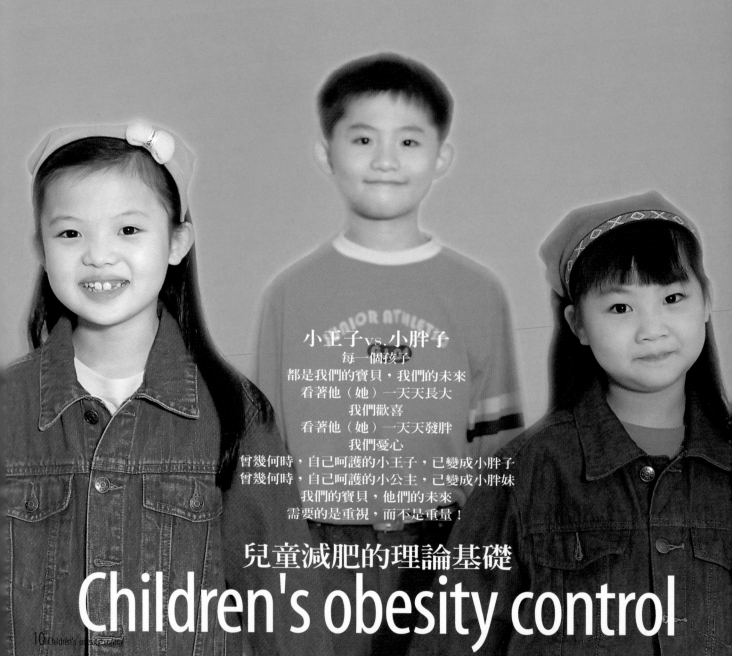

小王子 vs. 小胖子
每一個孩子
都是我們的寶貝，我們的未來
看著他（她）一天天長大
我們歡喜
看著他（她）一天天發胖
我們憂心
曾幾何時，自己呵護的小王子，已變成小胖子
曾幾何時，自己呵護的小公主，已變成小胖妹
我們的寶貝，他們的未來
需要的是重視，而不是重量！

兒童減肥的理論基礎
Children's obesity control

胖，絕對不是福氣！

在世界各國，都有「未來主人翁是肥胖兒」的困擾。先進國家如美國，有24%的學童為「肥胖兒」；20%的義大利孩童是過度肥胖；法國也約有14.3%的兒童是超重的。而台灣都會區的中小學童，則更高達40%的比例，令人心驚不已！

「胖胖的手手好可愛！」「圓圓的臉蛋好福氣！」當你們家的小朋友被親朋好友如此「誇獎」時，你可要小心了，因為，「可愛」和「福氣」的等號，可能不是健康，而是潛藏的疾病危機。

可別以為我是在危言聳聽，或是製造緊張，事實上，台灣兒童肥胖的問題，早從民國75年開始，就已逐漸浮現，當時的調查數據顯示，學童的肥胖盛行率約為16.5%，到了民國80年代初期，已高達20%，最近的數據則是，都會區的中小學生中，胖子的比率已攀升至40%；這種「肥胖指數」，能不令人為這群「國家未來的主人翁」擔心嗎？

醫學研究證明，肥胖是心臟血管疾病、糖尿病、高血壓、高血脂、膽囊疾病、動脈血管硬化、關節炎、痛風、腦血管病變、肝硬化等慢性疾病的隱形殺手；這些發現，大大推翻了中國人「小時候胖不是胖」的傳統觀念；對於身體健康而言，正確的觀念應該是「小時候胖才是胖」，而且是「愈胖愈糟糕」，若不及早控制和預防，「胖胖的手」和「圓圓的臉」，絕對不是可愛與福氣的代名詞。

事實上，兒童肥胖的問題，不只國內的情況嚴重，在世界各國，也都有「未來主人翁是肥胖兒」的困擾。先進國家如美國，有24%的學童為「肥胖兒」；20%的義大利孩童是過度肥胖；法國也約有14.3%的兒童是超重的。

開發中國家的兒童肥胖問題，也不亞於已開發國家。大陸幾個大城市的兒童肥胖率都急劇上升當中，上海已達12%，哈爾濱更高達13.2%，廣州是10.2%，深圳有12%，香港也有10.1%。

「肥胖無國界」的「全球化」程度，正急速地在全世界蔓延著。已有國外專家斷言，兒童肥胖率正以驚人的速度成長，若不採取適當措施，預估20年後，數字將是現在的2倍。

另有研究證明，成人的慢性病，如高血壓、動脈硬化、高血脂症等，其病因不止是肥胖造成，而且是從小就開始累積，經過20年、30年之後，才逐漸出現症狀；這種現象，無疑是對「肥胖兒」提出警訊胖，根本不是福。就有國外的醫學專家形容說：「兒童肥胖就像是當今世界上的一個計時炸彈，問題十分嚴重。」

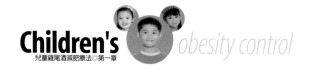
兒童肥胖的原因

造成兒童肥胖的原因很多，諸如遺傳、飲食不當、缺乏運動等，都會導致兒童肥胖，基本上，
我則將之歸爲先天性、後天性二大類：

A.先天性

　　兒童肥胖的先天性因素，多是可能罹患先天性糖尿病、乳糖不耐症、過敏體質，或是遺傳；尤其是過敏體質的孩
童，肥胖的比率，是一般兒童的3倍，主要是因爲新陳代謝率低，而造成肥胖。

　　導致這些病因的元素，除了是母體在懷孕期間過胖，或罹患其他的疾病之外，也和家族遺傳有密切關係。

　　依據我的臨床經驗發現，若父母雙方都肥胖，小孩子肥胖的機率有1/3，若是父親一方肥胖，小孩肥胖的機率有
1/6，若是母親一方肥胖，小孩肥胖的機率有1/4。

B.後天性

（1）　以牛奶替代母乳

　　一般而言，後天因素才是造成兒童肥胖的元兇，因爲現代的初生兒，多是喝牛奶，而不喝母乳。

　　母乳中富含某些酵素，容易讓脂肪分解，不易囤積在體內，如果缺乏這種酵素，就容易產生肥胖的情形；同時，
多喝母乳，小孩的抵抗力也比較強，體質也會比較健壯，不易發胖，根據資料顯示，喝牛奶的嬰幼兒，較喝母乳的
嬰幼兒，肥胖的比例會多出10%；這也是我爲什麼一直推廣哺育母乳的主要原因之一。

　　另對於孕婦本身，依據我的臨床經驗，哺育母乳者，其產後的減重速度，比沒有哺育母乳者的減重速度快。對母
親、對嬰兒，哺育母乳，都是不可多得的好方法。

（2）飲食不當

　　小嬰兒呱呱落地之後，以牛奶取代母乳，其實已種下日後可能肥胖的肇因，當小孩逐漸長大後，若再加上不當的

飲食，兒童的肥胖問題，就宛如滾雪球般地不斷擴大。

現在速食店林立，漢堡、炸雞、可樂、奶昔、果汁、汽水到處都是，加上現代家庭的生育數少，家中大多只有一個或二個小孩，父母親，甚至是阿公、阿媽，對小孩的疼愛程度，都較以往有過之而無不及，甚至是到了溺愛的程度，只要小孩子吵著吃，家長為了「安撫」，多會「言聽計從」，長久如此，自然會導致小孩肥胖。

特別是單親家庭，或者是由阿公、阿媽為主要撫養者的家庭，小孩肥胖的情形，遠比雙親家庭，且是由父母親自己撫養小孩者來得高。

這主要是因為單親家庭的父母一方，對於小孩總有「愧疚」，為了彌補這份「虧欠」，往往會用食物做為「補償」，總以為讓小孩子吃得高高興興，就多多少少能彌補對小孩的傷害，這是一個大錯特錯的觀念。

此外，還有很多父母，因為遠離家鄉，到外地工作，由於沒時間照顧小孩，又不想請保母帶，只好將小孩暫放在婆家或娘家，交給阿公、阿媽撫養；上一輩對養育的觀念，往往停留在「胖就是福」，寶寶只要養得白白胖胖，就代表養得好，殊不知，無節制地飲食方式，正逐漸吞噬小孩的健康。

（3）缺乏運動

現代的小孩，多喜歡看電視，坐在電視前，手裡拿著零食，眼睛盯著電視螢幕，一坐幾個小時，動也不動，吃下去的食物熱量，難以消耗，要不胖，都難！根據一項調查指出，每天看電視超過3個小時的兒童，其肥胖率高達31.2%，而且是每增加1個小時，肥胖率就會增加1.8%。

我的門診病患中，也常常可以看到媽媽帶著「圓滾滾」的小孩前來減肥，經詢問之後發現，這些小孩幾乎都是「電視兒童」，每天花不少時間看電視，邊看邊吃零食，體重自然就直線上升，這種情形，在寒、暑假過後尤其嚴重，因為小孩子在放假期間，父母親若沒有特別協助安排戶外活動，小孩子待在家裡的時間一多，就是看電視，當然就會愈來愈胖了。

加上都市空間擁擠，大人的活動空間有限，小孩的活動空間也有限，長期缺乏運動，自然造就更多的小胖哥、小胖妹。

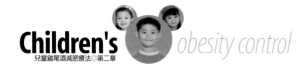
如何正確計算兒童理想體重

兒童至青春期期間，由於正處於生長發育期，因此，較不適合用一般性的理想體重計算公式（男生：身高－80×0.7；女生：身高－70×0.6）來測量出理想體重，而應該是以「重高指數」來做爲體位判斷的標準較爲合適。

認識「重高指數」

所謂「重高指數」是一種相對指數，是假設在同年齡、同性別的情況下，兒童身高、體重在同一個百分位，就屬正常體重。

在計算出「重高指數」之前，必需先求得「重高常數」，其計算方法是以同年齡、同性別兒童50百分位之身高體重的比值，即

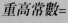
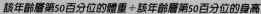

Box

重高常數＝
該年齡層第50百分位的體重÷該年齡層第50百分位的身高

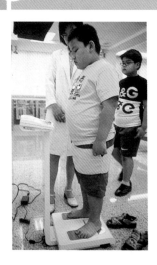

以此方式計算，我國3至15歲兒童及青少年的「重高常數」，如右表格。

「重高指數」的計算方式，則是以小孩的體重與身高比值為分子，再以「重高常數」為分母所得的結果。

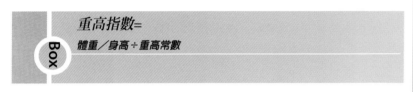

重高指數=

Box

體重／身高÷重高常數

「重高指數」若介於0.90—1.09的體位，即屬正常；介於1.10—1.19的體位，即屬過重；超過1.20者，即屬肥胖。

自己試算「重高指數」

以一位體重25公斤，身高125公分的八歲女童為例，其「重高指數」為：25／125÷0.183=1.09

「重高指數」介於0.90—1.09之間，是屬正常體位。

另外，以一名體重50公斤，身高145公分的10歲男童為例，其「重高指數」為：50/145÷0.212=1.6。明顯超過1.09正常體位甚多，即屬過重者。

重高常數

性別 年齡(歲)	男	女
3	0.150	0.142
4	0.154	0.149
5	0.161	0.155
6	0.169	0.165
7	0.177	0.171
8	0.188	0.183
9	0.200	0.192
10	0.212	0.210
11	0.225	0.232
12	0.248	0.250
13	0.270	0.277
14	0.294	0.286
15	0.309	0.297

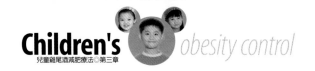

兒童肥胖對健康的危害

許多醫學研究證明，兒童肥胖是導致成人慢性病的成因之一，在兒童時期，肥胖，對兒童本身的健康，也會構成相當嚴重的威脅。常見的健康危害有：心臟血管疾病、肺活量不足、肝功能不佳、容易運動傷害、自卑感等。

1.心臟血管疾病

肥胖者的三酸甘油酯及膽固醇指數，往往高出正常人甚多，一旦比例過高，就容易導致心臟血管方面的疾病，且肥胖兒童的心臟，為了維持龐大身軀的血液循環，其心跳及心肌收縮，勢必要比一般正常兒童來得強才能應付過來，長久如此，心臟就容易因為承受不住，而導致衰竭。

而肥胖兒童的脂肪多，血管內徑因過多的脂肪堆積，而容易造成管徑狹窄，增加血液流動的阻力，結果就較易導致高血壓、血管破裂。

2.肺活量不足

體重增加，身體需氧量及產生的二氧化碳，也會跟著增加，氧氣及二氧化碳皆需由肺部來轉換，肺部的負擔一旦增加，就容易產生肺活量不足；肺活量不足就容易導致呼吸道的疾病，如支氣管炎、氣喘等，嚴重者，更可能造成呼吸困難、換氣不足，甚至引起心肺衰竭；像現在很多肥胖的小朋友，爬個樓梯就氣喘吁吁，這都是因肥胖所致。

在我的門診病患中，就有不少肥胖的小朋友，因肺活量不足，晚上睡覺時，常常睡得不安穩，白天到學校上課時，就非常容易打瞌睡，精神不濟、注意力不集中，影響學業。

3.肝功能不佳

脂肪多，也容易形成脂肪肝。可別以為脂肪肝只會發生在成人身上，事實上，在我的病患中，就有9歲的小朋友，已經有脂肪肝的現象，脂肪肝極易形成肝硬化，導致肝癌，是相當危險的疾病。

4.易發生運動傷害

肥胖的身軀，使得骨骼及肌肉的承重力增加，肢體靈活度自然會減少，若在進行劇烈運動時，就極容易發生肌肉及關節的協調性不足，導致運動傷害。

5.易罹患蛀牙

肥胖的小孩多愛吃甜食，常吃甜食的結果，就容易罹患蛀牙。

6.自卑感

愛美是人的天性，但肥胖兒童臃腫的體態，常成為同學間的笑柄，來自同儕間的取笑，極易在小孩心裡產生挫折感和自卑感，進而影響到健康的身心發展。

6個特殊案例分析

案例1.多病的象腿公主

基本資料：小萍，女生，11歲，148公分，75公斤，重高指數：2.15：總蛋白、白蛋白、尿酸、膽固醇、三酸甘油酯指數都過高

一般正常人大概很難想像，一個11歲的小女孩，148公分高，體重已高達75公斤，小腿比成人的大腿還粗；一看到小萍胖嘟嘟的模樣，不用等到身體檢查報告出來，我就可以斷定，她一定有病，因為實在是太胖了，她的媽媽告訴我，學校的同學都叫她「象腿」。

果不其然，身體檢查報告出爐後，小萍的「病」可多了，總蛋白、白蛋白都偏高，尿酸也超過正常值，膽固醇也瀕臨200mg/dl的臨界點，三酸甘油酯更高達265mg/dl，這種現象，已經屬於病態性肥胖了。

究其原因，除了愛吃高熱量食物之外，家族遺傳也是因素之一，小萍的兄弟姊妹也都是小胖哥、小胖姊，爸爸媽媽也都是胖子，堪稱「胖胖家族」，這種背景之下，想要不胖都非常不可能。

也因為小萍實在太胖了，讓她常常晚上睡不好，白天上課時，總是想打瞌睡，注意力難以集中，課業成績並不好，媽媽還以為小萍的智商有問題，擔心小萍是不是智能不足，直到實施減肥計畫，體重逐漸降下來之後，上課愛睡覺的情形，也慢慢獲得改善，功課也比以前好多了。

有了小萍的減肥經驗，媽媽後來帶小萍的哥哥及妹妹來減肥，連媽媽本身也加入，「全家總動員」的方式，讓這家人的減重效果相當好。小萍在一個星期內，瘦了4到5公斤，妹妹大約2公斤，若再加上哥哥和媽媽的成績，這一家人一個星期所「丟棄」的贅肉，至少就有10公斤以上。

案例2吃不停的獨生子

基本資料：浩浩，男生，10歲，145公分，70.8公斤，重高指數：2.26：膽固醇、三酸甘油酯過高，並有脂肪肝的現象

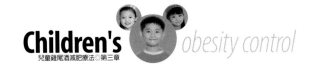

10歲的浩浩，情況也好不到那裡去，才小學4年級，身高145公分，體重也高達70.8公斤，真的就像個「不倒翁」，走個幾步路、爬個一層樓，就看他上氣不接下氣，好似缺氧似的，看得令人擔心。

檢查之後發現，浩浩小小年紀，但是膽固醇、三酸甘油酯都相當高，且有脂肪肝的現象，身體狀況並不好。只不過，浩浩的媽媽並不胖，浩浩之所以變成肥胖兒童的原因，完全在於飲食無節制及長輩的溺愛。

浩浩家裡三代同堂，且是家中的獨生子，父母親疼愛不說，阿公、阿媽更是溺愛，浩浩最大的休閒活動就是看電視、吃零食，還動不動就是吃漢堡、薯條、炸雞，每天吃個不停，但偏偏不愛吃蔬菜、水果。

來到我的門診之後，我強迫浩浩的媽媽一定要進行飲食控制及運動，每天固定做一百個伏地挺身，及完全不能碰觸高熱量食物，一個星期之後，浩浩的體重也下降了3到4公斤，媽媽立下決心，為了浩浩的健康，一定要讓浩浩的減重計畫成功。

案例3.沒有春天的小春

基本資料：小春，女生，11歲，147公分，51.4公斤，重高指數：1.46，尿酸、膽固醇、三酸甘油酯指數都過高。

因為胖，小春常是同學的笑柄，她的外號就叫做「肥豬」。

小春11歲，身高147公分，體重51.4公斤，比起同年齡的小孩，小春還不止是「小胖子」，還是個「大胖子」，因為全班同學，就是她最胖。

小春之所以胖，也是因為無節制的吃，汽水、蛋糕是她的最愛，一個人可以吃下一整盤的奶油，加上從不運動，全身上下像個圓球，肚子尤其大，同學還會笑她「要生小Baby」了！

也因為常常被取笑，無形中讓小春產生了心理障礙，她不喜歡去上學，更不想和同學說話，媽媽懷疑她有自閉症傾向，帶她去看心理醫師，心理醫師建議小春減肥，於是來到我的門診，經檢查之後，小春也有尿酸、膽固醇及三酸甘油酯過高的情形。

經過治療，一個月之後，小春瘦了10公斤，原本緊到貼身的衣服，寬鬆了許多；膽固醇也漸漸下降，最重要的是，她會想去上學，也會和同學說話，這是令媽媽最高興的。

小春因肥胖而產生的自卑心理，隨著身上的肥肉一層一層被褪下，也逐漸地恢復自信。小春的案例，很明顯的，是生理影響心理。

案例4.9歲痛風的佳佳

基本資料：佳佳，女生，9歲，143公分，54.2公斤，重高指數：1.92，尿酸、三酸甘油酯過高，已有痛風症狀。

第一次看到佳佳，我也把她看做是一般的小胖妹，頂多就是肥胖症，可以預見她應該就是膽固醇、三酸甘油酯偏高而已，待檢查報告出來之後，連我都嚇了一大跳，才9歲的小小年紀，已經有「痛風」了，這些在成人世界裡常見的慢性病，竟然在9歲的佳佳身上也看到了。

有「痛風」的疾病，這就不是單純的肥胖問題了，除了必需在飲食上加以調節之外，也必需要用藥物來控

制，每當佳佳的媽媽描述佳佳疼痛的模樣，我都覺得難過，對小孩、對大人，都是一種折磨。

生活習慣不好、飲食不正常、抽煙、喝酒等原因，常被視為是導致痛風的原因，因此，是屬於成人的慢性病；但佳佳只有9歲，當然也不抽煙，也不喝酒，但卻罹患了痛風，究其原因，就在於營養攝取不均衡，佳佳喜歡吃油炸食物，幾乎每一餐都要有肉，鮮少吃蔬菜、水果。肉類食物攝取過多，極容易形成尿酸過高，導致痛風。

在有計畫的治療之下，佳佳的病情已獲得控制，但「9歲小孩罹患痛風」，也讓我大嘆世界無奇不有。

案例5.頻尿的大象

基本資料：小豪，男生，9歲，142公分，64.4公斤，重高指數：2.25。尿蛋白呈陽性反應、腎臟功能不好，三酸甘油脂過高

和肥胖症的小孩一樣，小豪的身材也是圓形的，全身上下都是肉，在學校的外號就叫做「大象」，原因就在那一雙肥胖的大腿，同學說和大象沒有兩樣。

小豪的個性較為活潑，不雅的外號，並沒有為他帶來太大困擾，但身體不好，頻尿，卻讓他覺得討厭，每堂下課，就是想上廁所，讓他少玩了好幾分鐘。

小豪身體裡的尿蛋白反應呈現陽性，這代表他的腎臟機能並不好，難怪他會頻尿；加上三酸甘油脂超出正常人的一倍以上，還有肺功能也不好，有氣喘的毛病，小豪的年紀不大，但身體狀況，卻好像「老化」了一般，真是叫人擔心。

對於小豪這種集多種病症於一身的肥胖兒而言，減肥可以說是最基本的治療方法，因為，在沒有家族遺傳基因的背景下，小豪如此糟糕的身體狀況，絕對與肥胖有關。

果真如此，在有計畫的飲食控制、運動及藥物治療之後，小豪的健康情形已逐漸獲得改善，只是，家長也必需讓小豪明白體重控制的重要性，否則，小孩子較無定性，一旦稍微疏忽，很可能就又會胖回來了。

案例6.素食雪兒還是胖

基本資料：雪兒，女生，15歲，150公分，75公斤，重高指數為：1.68。尿酸過高，腎臟功能不好

雪兒的情形，在兒童、青少年肥胖類型裡，是屬於比較特殊的現象，雪兒不像一般的小胖哥、小胖姊，喜歡吃牛排、炸雞、漢堡等肉類食物，她甚至是一位素食主義者，她吃素，從不吃肉。

雪兒吃素是因為家裡的宗教信仰，父母親是虔誠佛教徒，影響所及，雪兒跟著媽媽吃素，爸爸因為做生意應酬關係，並不吃全素。不過，雪兒的媽媽不胖，倒是爸爸很胖，雪兒的肥胖應該有一部份是來自爸爸的遺傳。

很多人都覺得奇怪，雪兒吃素，不吃肉，怎麼還會這麼胖，而且還是全班最胖的一位；道理很簡單，就像尼姑為什麼也會發胖一樣，吃素並不等於只吃蔬菜、水果，而是豆類製品代替肉類。素食品多是豆類製成，豆類經消化後，會轉變成澱粉，而澱粉貯積，正是肥胖的主要來源，也會導致尿酸過高。

所以說，如果認為吃素就不會發胖，這是大錯特錯的觀念。

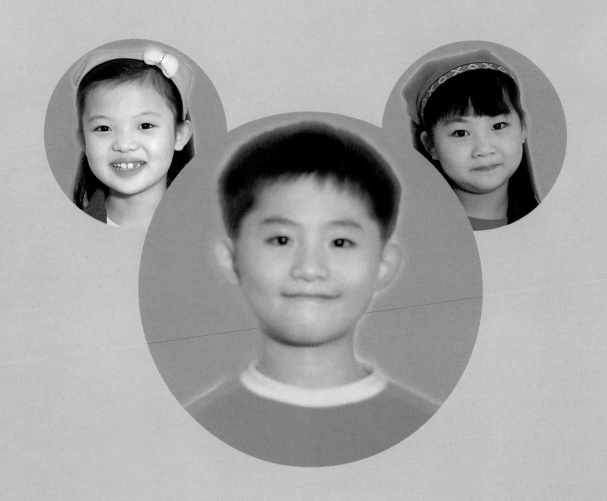

兒童雞尾酒療法減肥

Children's obesity bye bye

卡通共和國VS.兒童共和國

卡通共和國裡

多數卡通人物，總是胖胖的

造型十分討喜

真實的兒童共和國裡

現代速食產品氾濫

也造就了不少小胖子

超胖的卡通人，無病無痛

超胖的小朋友，常病常痛

自己的寶貝，總不會是卡通人

如何正確預防身材走樣

一句老話：「從小做起」。

兒童在7歲之前，最好都是採取飲食控制的減肥方式，除非是有特殊的疾病，才必需配合藥物治療，即使給予藥物治療，務必請教專業醫師，以免影響發育並衍生副作用。

既然知道兒童肥胖的原因，當然就要「對症下藥」，我首創的雞尾酒療法減肥是結合「藥物治療」、「運動處方」及「改變飲食習慣」組合而成，自然適合肥胖兒童減肥，且能達到一定程度的效果。但所不同於成人者，即在於「藥物療法」。

雖然我所使用的藥物處方一直推陳出新，克服所有可能產生的副作用，但兒童和青少年都正值發育期，以專業醫師的觀點，我仍不建議，在一開始治療之初，即利用藥物控制肥胖兒童的體重。

以我的經驗，在7歲之前，最好都是採取飲食控制的減肥方式，除非是有特殊的疾病，才必需配合藥物治療，否則，還是盡量朝飲食控制的方向進行，7歲以後，才能視情況，給予藥物治療。

而在治療的過程中，又分為幾個部份：

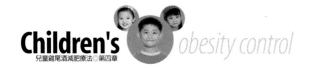
Step 1.～尿液檢查

項目	參考值	說明
酸鹼值（PH Value）	5.0—8.0	正常為5.0—8.0，但是常因為飲食習慣的改變，使尿液酸鹼值變酸或變鹼。
尿蛋白（Protein）	陰性	陽性反應出現時，多為急、慢性腎臟發炎、腎絲球腎炎、尿道急性感染等疾病。
潛血（Occult Blood）	陰性	尿中出現潛血時，應懷疑是否尿路結石、尿道發炎及腎臟方面疾病，女性於生理期時，會有假陽性反應。
膽紅素（Bilirubin）	陰性	當尿液出現膽紅素，懷疑為膽道部份阻塞，小膽道阻塞伴有膽囊性肝炎、肝實質性損傷。
酮體（Ketones）	陰性	通常為嚴損傷時，才會出現陽性反應。
尿膽原（Urobilinogen）	0.1／1mg/dl	尿中出現尿膽原時，懷疑為阻塞性或溶血性黃疸、肝功能異常。
上皮細胞〔Epith Cell〕	<5 HPF	尿中出現上皮細胞時，女性為白帶增加、尿道感染、尿道發炎；男性則懷疑是尿道發炎。
紅血球（RBC）	<5 HPF	尿中出現紅血球時，懷疑是否尿路結石、腎臟方面疾病、血液方面疾病、膀胱炎等。
白血球（WBC）	<5 HPF	當尿中出現白血球時，懷疑是急、慢性腎炎、尿道感染、尿道發炎等，另外，約有60%的兒童不明原因發燒，實乃為尿道發炎引起，但常被誤診為感冒，值得注意。
尿糖（Glucose）	陰性	陽性反應即為糖尿病患者，或腎絲球腎炎，過度攝取糖份，也會出現陽性反應。

先真正了解身體狀況

要治療肥胖，當然要先了解身體健康狀況，爾後才能對症下藥。

身體檢查項目，包括有尿液檢查、血液檢查、肝功能檢查、腎功能檢查、血脂肪及糖尿病檢查等，藉此了解肥胖的原因，以達到治療的效果；若檢查結果還有其他的疾病，也能據此進行藥物控制及治療，避免病情繼續惡化。（**各項檢查參考值與說明如附表**）

難以取代酵素

先前曾提及，現代有絕大多數的初生兒，一來到新世界的第一餐，並非天然的母乳，而是人工製成的牛奶，雖然已有許多業者聲稱，嬰兒奶粉已經可以調製到與母乳極為接近的地步，但到目前為止，仍沒有人研發出，與母乳完全雷同的替代品。

也因為現代人多捨母乳，而餵牛奶，這種後天因素，成為導致兒童肥胖的元兇，因為母乳中富含某些酵素，容易讓脂肪分解，不易囤積在體內，這種天然的酵素，是難以取代的。

所以我一直強調，要治療兒童期肥胖，最根本的辦法，就是一出生，就開始餵食母乳，同時，這也是最好的預防方法。

Step 1. ～血液檢查

項目	參考值	說明
血色素（Hb）	M:13—17 F:12—16	上升代表紅血球增生症、心輸出量減少、脫水、肺部氣體交換不良。下降代表貧血、失血、紅血球減少、尿毒症、營養不良等。
血球容積比（Ht）	M:40—54 F:37—47	上升代表紅血球增生症、脫水。下降代表貧血。
紅血球（RBC）	M:400—560 F:380—500	上升代表真性紅血球增多症、心輸出量減少、肺部氣體交換不良。下降代表貧血、失血、紅血球減少等，使用類固醇的副作用、輕型地中海貧血。
白血球（WBC）	4500—10000／cumm	上升代表急性感染、組織壞死、敗血症、白血病等。下降代表病毒感染、再生不良性貧血、免疫機能下降等。
紅血球平均體積（MCV）	80—110Cu.u	上升代表大球性貧血（缺乏葉酸、維他命B12）惡性貧血等。下降代表地中海型貧血、缺鐵性貧血、其他小球性貧血。
紅血球平均色度（MCH）	26—38Pg	上升代表大球性貧血（缺乏葉酸、維他命B12）惡性貧血等。下降代表地中海型貧血、缺鐵性貧血、鉛中毒等。
紅血球平均色素濃度（MCHC）	31—37%	上升代表先天性溶血性貧血。下降代表缺鐵性貧血、低血色素貧血等
血小板（Platelet）	15—45cumm	上升代表紅血球增生症、慢性骨性白血病、脾臟切除等。下降代表懷疑病毒感染、白血症、紫斑症、脾臟過大等。

Step 3 基因改造
了解家族遺傳基因

　　遺傳和肥胖有密不可分的關係，父母雙方都肥胖者，子女肥胖的比率有1/3，父親一方肥胖者，子女肥胖的比率有1/6，母親一方肥胖者，子女肥胖的比率有1/4，這種家族性的遺傳，主要和基因有關。

　　「基因療法」正是目前生物科技界積極鑽研的新領域。

　　所謂「基因療法」，簡單來講，就是淘汰掉基因裡的壞成份細胞，僅保留好的部份，已有科學家研究指出，一種負責消耗能量的分解性基因，有助於治療肥胖症，並已在老鼠身上實驗成功，是否也能適用於人體，則還要進一步研究。

　　這種分解性基因，含有一種名為「分解性蛋白質—1號」（uncoupling protein one）的物質，它可以在一種稱為線粒體（mitochondria）的細胞膜中找到：「分解性蛋白質—1號」可以把過多的能量變成熱能，在人體中消耗。

　　以遺傳性肥胖症為例，若確定家族有肥胖基因，就可以在母親懷孕期間，將基因裡與肥胖有關的細胞全部拿掉，基因裡少了肥胖細胞，小孩生出來之後，自然就不會肥胖了，這種「基因療法」，已在醫學界和科技界引起新話題，相信不久的將來，技術可以更為純熟，就像「試管嬰兒」一般，研究成功之初，很多人都覺得不可思議，但現在卻成為不孕症患者的救星，相當普及。

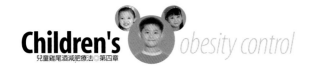

Step1.～肝功能檢查

項目	參考值	說明
草醋酸轉氨酵素（GOT）	10-40 U／L	GOT,GPT存在肝細胞中，肝發炎時，除了肝臟以外，GOT也存在於腦部、心臟和血球中，所以GOT值上升時，也要注意這些部位的疾病，而下列這些疾病，都可能引起GOT,GPT值上升：急慢性肝炎、病毒性肝炎、中毒性肝炎、肝慢性黃膽、閉塞性黃膽、急性栓塞、肝硬化、肝癌、心肌梗塞
丙酮酸轉氨酵素（GPT）	6-40 U／L	
總蛋白〔Protein〕	6.5／8.3g/dl	
白蛋白（Albumin）	3.8-5.0g/dl	
球蛋白（Globulin）	1.3-3.3g/dl	

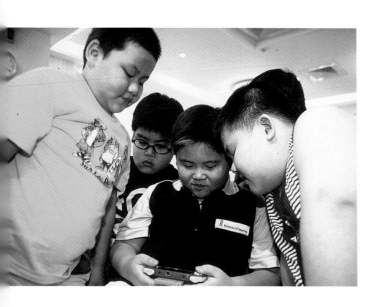

Step4 藥物處方
一定要先請教專業醫師

由於小孩和青少年正值發育期，抵抗力也較差，使用藥物一定要特別小心，除非是醫師處方藥，否則，絕對不能讓小孩子服用任何的減肥藥物，所以對於兒童期肥胖的治療，一般都是使用天然的方式代替藥物治療，如代餐及補充天然的電解質及鈣質等營養素。

在代餐的選購上，根據了解，目前市面上，已經有針對兒童營養所需而研發出的代餐食品，一餐的熱量約300大卡，比成人代餐的熱量稍微高一些，這主要是考量到兒童、青少年正值發育期，比成人更需要注意到營養均衡的問題，因而多添加了礦物質、維生素等成長所需營養，所以在熱量上會高一些，但脂肪量少，仍然可以達到控制體重的目的。

只不過，男女兒童成長所需的營養有別，女生因為有生理期的關係，更要注意到維他命和鐵質的攝取；還有不同年齡層、不同體質，所需的營養素也不同，這一部份，家長在選購時要特別注意，最好是請教專業醫師，聽從醫師的指示食用。

而如果是因為疾病所引起的兒童肥胖，就要給予適當的藥物治療，但也是以使用末稍神經型藥品為主，避免使用中樞神經型藥品，以防止任何不良副作用為原則。

這些藥品主要的作用，在於讓腸胃末稍神經接受器，獲得充分的滿足感，降低飢餓感，避免直接抑制中樞神經的食慾功能，增加兒童服用藥物的安全性。

Step1.～腎功能檢查

項目	參考值	說明
尿素氮（BUN）	8—21mg/dl	一、血中尿素上升時，表示腎臟機能的障礙，已達相當嚴重的程度，如果血中尿素濃度超過50mg/dl時，則已進入腎衰竭的情況，而達100mg/dl時，則已是尿毒症，要考慮洗腎了。
肌酸酐〔Creatinine〕	0.5—1.6mg/dl	
尿酸（Uric Acid）	M:3.0—7.0mg/dl F:2.0—5.8mg/dl	二、血液中尿酸濃度過高時，尿酸鈉結晶就會沈積在組織中，多數在腳大姆指或膝關節中，引起劇烈疼痛，即所謂的「痛風」，應該避免攝取含高量嘌呤成份的食物，如肝臟、肉類等動物性食物。

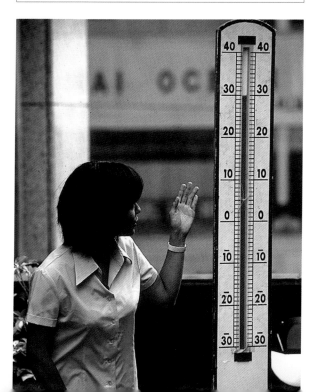

不能以「吃」做為獎勵

很多父母或長輩，獎勵孩子的方式，常常是以「食物」來慶祝，如很多阿公、阿媽就會對著孫子說，如果你乖，或者是考試考100分，就帶你到麥當勞吃漢堡、薯條，對於肥胖兒童而言，這是很要不得的獎勵方式，這反而是害了小孩子，小朋友不懂，大人千萬不能再存有這種以「吃」，做為犒賞小朋友的工具。

大人們可以改用購買新衣服、玩具、文具等方法，切勿再以「食物」來做為誘因；只要行為模式得以修正，就等於幫助小朋友邁向減肥成功的第一步。

遠離零食、脫離肥胖

導致兒童肥胖的因素很多，但最普遍的原因，就是飲食不當；特別是在垃圾食物充斥的現代社會，要讓兒童脫離肥胖，最重要的，就在於遠離零食、遠離高熱量食物。

正常兒童，一天所需要的熱量，約為1200大卡，然對肥胖兒童而言，一天所攝取的熱量，最好控制在900大卡，如此方能達到減重的目的。

由於兒童與青少年都正值發育階段，雖說控制飲食，就能達到減重的效果，但絕不能像成年人一般，三餐都吃蘋果、玉米或者是鳳梨等減肥餐，而是要兼顧營養均衡的減肥方式，因此，採取低熱量食物的減肥方式，是我認為最適當的兒童減肥法。

也許其減重速度，無法和成人所食用的減肥餐相比，

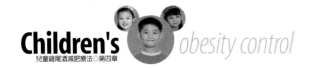
Step1.～血脂肪、糖尿病檢查

項目	參考值	說明
膽固醇（Cholesterol）	135—200mg/dl	俗稱的「血濁」即為血脂肪偏高，高血脂症除了藉由醫師的藥物控制外，病人本身的食物控制更是重要。平時應減少吃高膽固醇食物的攝取，例如蛋黃、魷魚、豬腦、內臟等；食用油則以植物油為主，肥肉、豬油、不宜多吃，主食以米飯、麵類為主，不可暴飲暴食，多吃蔬菜水果，少喝酒，更不可以酗酒，減少果糖及砂糖的攝取，並多做如慢跑、游泳等運動。
三酸甘油脂（Triglyceride）	50—150mg/dl	
血糖（AC）	70—120mg/dl	

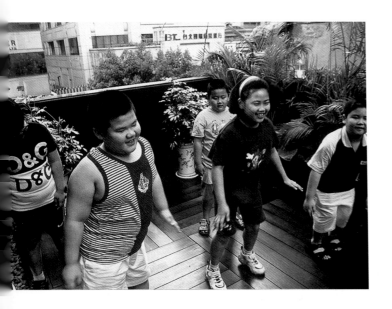

能在短時間內，達到立竿見影的效果，但小朋友減肥，要切記一個觀念，就是不能太快速，一定要慢慢瘦下來，才能讓小朋友減肥，減得健康，又不影響發育。

大多數的人可能會認為，低熱量的食物，有些連大人都不愛吃了，更何況是對已經習慣吃漢堡、炸雞等高熱量食物的小胖子們。

要讓小朋友喜歡吃低熱量的食物並不難，只要為人父母者，多花心思、加點巧思，再多些創意，不需太多的油脂、肉類，也同樣能做出色、香、味俱全的可口美味，引起小朋友的食慾。

像現在很流行的蒟蒻，就是很好的一種低熱量食物，小孩愛吃，大人也愛吃。就以本書食譜上的煮烏龍麵為例，若是純粹一碗烏龍麵，160g的麵條，熱量就達160大卡，但若是將烏龍麵的重量，減去一半，剩下的80g，就用蒟蒻條來代替，不是就能達到讓小孩吃得飽，又兼具營養、減重的功能嗎！

還有蛋類，因為含有豐富的蛋白質，營養專家們非常鼓勵小朋友多吃蛋，然一顆蛋的熱量也有170大卡左右，要如何兼顧營養及熱量的控制呢？此時就可以在烹調方式上做選擇，只要避免油炸、油煎的方式，採用清蒸、水煮，還是可以達到低熱量的效果。

調理肉類食品時亦同，儘量選用脂肪少的瘦肉，烹調方式也千萬不要油炸，改用清蒸，或是放到烤箱烤，也都可以達到滿足口腹之慾，又不會增加熱量的目的。

還有小朋友最愛吃的甜點，若要叫小朋友一點一滴都不准碰甜食，這種強制式的要求，反而會有反效果，小

各種運動所消耗的能量表

活動名稱	消耗熱量（單位：大卡／體重／小時）
掃地	3.9
園藝	4.7
棒球	4.7
拖地	4.9
乒乓球	4.9—7.0
羽毛球	5.2—1.0
柔軟體操	5.0
跳繩	10.0—15.0
上樓梯	10.0—18.0
下樓梯	7.1
游泳	7.9
舞蹈	4.2
散步	3.1
溜冰	5.0—15.0
爬山	10.0

朋友若趁著父母親不注意時，在背地裡偷偷的吃，這往往是無所節制地想吃多少，就吃多少，結果一定更糟。

Step 7 運動治療
全家總動員最有效

眾所周知，控制體重的有效方法，就是每天運動，但都市生活空間小，大人的生活忙碌，父母親本身都鮮少運動了，更何況是小朋友，尤其是要叫一位已經是小胖哥、小胖姐的小胖們做運動，那更是難上加難。

在運動治療部份，我建議家長與小孩共同進行，甚至是「全家總動員」，一起為健康而努力。

運動治療要注意循序漸進，以做伏地挺身為例，剛開始，千萬不要一口氣就叫小朋友要做到100下，可以先從10下、20下，慢慢增加，最多以一天100下為原則，如果運動過度，小朋友容易造成運動傷害和感到肚子餓，若忍受不了飢餓，多吃了一些食物，豈不前功盡棄。

如果家長可以陪同小朋友進行戶外運動，如打排球、籃球、桌球、跑步、游泳、跳繩、騎腳踏車等，那是再好不過，一來可以培養親子感情，鍛鍊體魄，還可以幫助消耗體內過多的脂肪與熱量。

但若受限於空間、時間，難以進行戶外運動時，在室內爬樓梯、搖呼拉圈也是消耗熱量的方式，以上樓梯為例，每運動1個小時，1公斤所消耗的熱量是10到18大卡，若體重為50公斤，爬樓梯1個小時，所消耗的熱量在500到900大卡之間，一個成年人，一天正常所需的熱量，也不過1500大卡。

每天運動時間，以1個小時為原則；同時也要訓練孩子

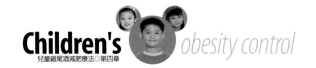
多走路上下學，爬樓梯，少搭電梯等，無形中也會增加運動量。

Step 8親子DIY
低脂、低熱量，但要吃的高興

我的建議就是，ＤＩＹ。家長們可以學習一些簡單的點心做法，採買的原料，完全採用脫脂或低脂，甜度也自行控制在不太甜的程度，還可以和小朋友一起發揮創意，共同裝飾，讓小朋友有參與感的同時，也進行一場對於減肥的機會教育，實在是一舉多得的事。

就以食譜中所列的「三色冰球」為例，材料只有簡單的西瓜和抹茶粉，但在挖西瓜球的同時，相信很多小朋友，都會覺得有趣，在親子共同進行時，家長也可以利用機會，告訴小朋友為什麼要吃低熱量的食物，重新灌輸正確的

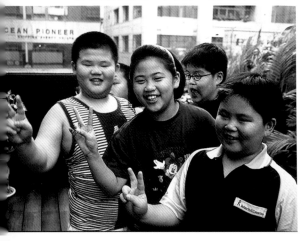

飲食觀。

還有杏仁果凍的製作也是一例：杏仁的熱量不低，但香味卻是非常誘人，很多小朋友就是因為杏仁的香味，而喜歡吃杏仁豆腐；雖然是在控制體重階段，但偶而滿足小朋友的口腹之慾，也是可以偶一為之的，譬如一個月讓小朋友吃一次，這就不為過了，而自己ＤＩＹ，又可以完全不加糖份，僅取其香味，而以水果的天然甜份代替，這不就是一道好吃，又是低熱量的點心了嗎？

只要守住低熱量的原則，各種食物，自行ＤＩＹ，都可以變化出各種不同的菜色。

不過，在點心的部份，還是能避免就避免，畢竟三餐定時才是最重要；點心只是「附屬」，必需是在一天當中，所攝取的熱量仍有剩餘時，才可以吃一些，絕對不可以用點心來代替正餐，或者是餐餐飯後都要吃點心，這都是錯誤的觀念。

可能有人要說，如此大費周章地進行飲食控制，不是太辛苦了嗎？這一點，我倒認為，是見仁見智的問題，但為了下一代的健康，身為家長者，這種付出是應該的。

所以，在飲食控制部份，我非常鼓勵「全家總動員」，大家一起來，畢竟，多吃些低熱量的食物，對身體健康是有益而無害，全家一起陪小朋友減肥，自然能達到最好的效果。

說到熱量控制，令我想到一個有趣的問題，就有一位媽媽問我說，如果小朋友一天的熱量攝取訂在900大卡，一碗泡麵的熱量是300大卡左右，那是不是可以一天吃三碗泡麵呢？

　　這是一個好問題，但觀念卻是大錯特錯。我的答案是：不可以整天都吃泡麵。因為這會造成營養不均衡，反而阻礙小朋友的發育，加上泡麵中的調味料又鹹又辣，吃完之後，忍不住要多喝開水或飲料，而體內含鈉量高，又會造成水分貯留，不易排出，反而容易造成「水腫型肥胖」，許多成年人常來問我說，她經常吃泡麵度日，但為什麼還是會發胖，正是這個道理。

　　同樣的道理，家長們在為小朋友準備餐點時，也要切記營養均衡的問題，絕對不可以一天三餐，甚至同一餐，都吃同類型的食物，營養不均衡，是難以達到減重效果的。

　　特別要談到的一點就是學校營養午餐的問題，現在的學校，都為小朋友準備了營養午餐，對家長們而言，提供了莫大的方便，但學校在食物的熱量控制上，往往做得不盡理想。我就有一個親身經驗。

　　有一回，我的小孩拿了學校營養午餐的熱量表給我看，上面寫著800大卡，但我仔細一算後發現，實際上的熱量是1300大卡，誤差值達500大卡。

　　有了這個親身經驗，我在此特別呼籲各學校單位，為了學童的身體健康，務必提供精確的熱量表，讓家長們有所依循。

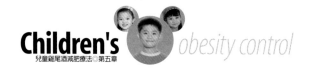

罕見的小胖威利症候群

睜開眼睛就吃不停的「小胖威利症候群」患者,多有腦下垂體激素不足的情形,必需靠荷爾蒙來進行協調,因此,在治療上,除了飲食控制之外,也需施予藥物治療,一般而言,在6個月的治療期內,病情可以控制在70%,若要完全治癒,至少也需要3年。

在我的門診病患中,有部份小朋友異常的胖,才7、8歲,體重就高達8、90公斤,十幾歲,體重就突破100公斤,而且智能也較一般同年齡的小孩發展遲緩,這種兒童肥胖的情形,很明顯是一種肥胖症,在醫學上稱為「普瑞德威利症候群」(Prader Willi Syndrome),又稱「小胖威利症候群」,簡稱(ＰＷＳ),已被行政院衛生署公告列為罕見疾病。

「小胖威利症候群」是一種永遠無法填飽食慾的先天性疾病,但在出生之初,卻是完全無法與「肥胖」連想在一起,因為這種疾病的小孩子,在剛出生的前幾個月,活動力並不好,食慾也不佳,皮膚和頭髮的顏色都會比較淡,但是在一歲之後,情況會呈現大逆轉,小孩子開始變得很愛吃,好像永遠吃不飽似的,一天到晚吃個不停,吃到都吐出來了,還想再吃,甚至還會去撿拾丟棄在垃圾筒內的食物,父母親若不加以節制,而讓小孩子愈吃愈胖,就非常容易引發各種因肥胖而引起的疾病,如糖尿病、心臟血管疾病等等,情況只會愈來愈壞。

造成「小胖威利」們吃個不停的原因,完全是體內基因作祟,這是由於體內第十五對染色體,在排列組合上出現錯誤所導致,是一種基因突變,其發生率約為二萬分之一,女生比男生高,約3:2。

「小胖威利症候群」患者,多有腦下垂體激素不足的情形,必需靠荷爾蒙來進行協調,因此,在治療上,除了飲食控制之外,也需施予藥物治療,一般而言,在6個月的治療期內,病情可以控制在70%,若要完全治癒,至少也需要3年。德國在治療「小胖威利症候群」的成效非常好,是以3年為一個完整的治療期程,分為急性期、慢性期及維持期,若妥善治療,都可以獲得不錯的成效。

對於這種因「基因突變」所引起的疾病,目前並沒有辦法彌補染色體的缺失,只能針對症狀,加以控制,及避免再生出另一個「小胖威利」。即母體在懷孕5到12週之內,可以從體內抽取含有胎兒細胞的血液,進行染色體及ＤＮＡ的檢查,若檢查出有基因異常的情形,就可以進行「胚胎手術」,將染色體的序列正常化,避免再生出「小胖威利」。

特殊案例：

　　小胖，今年15歲，大約在2年前，來看我的門診時，就已經胖到一百多公斤，因爲從小就非常胖，所以外號就叫做「小胖」，但事實上，「小胖」的體型、身材，已經是個大胖子了。

　　小胖就是典型的「小胖威利」，每天吃個不停，還是想要吃，媽媽得用大鎖，將食物鎖起來，才能稍微控制小胖的食慾，媽媽帶小胖來到門診時，小胖不只是胖，還一身都是病，走路會喘、膽固醇、尿酸都很高。

　　由於小胖已經是種病態性肥胖了，所以必需用藥物加以控制其食慾，同時也強制家長，對於小胖的飲食，也必需嚴格控制，如此才能幫助小胖恢復正常，經過半年的治療之後，小胖瘦了25公斤，肥胖的情形減緩了，身體健康的狀況，也比先前好了許多；後來小胖全家移民，繼續在國外治療，據說，好吃及肥胖的情況，都已獲得妥善控制。

Children's plus
日本媒體前來探訪

　　與我們同屬東方人的日本，其國內的兒童肥胖情形，也相當嚴重，根據報導，對食物的口味，一向都比較清淡的日本人，近幾年來，隨著西方速食文化進入日本，日本兒童的腰圍也有愈來愈粗的現象，許多減肥商品，只要在日本一推出，消費者往往趨之若鶩，造成風潮。

　　為了了解兒童肥胖在台灣的情形，日本ＮＴＶ電視台，在2001年7月25日，特別來到長春新世紀診所，針對小朋友的兒童減重營活動進行採訪，主持人平田侑加小姐也特別針對台灣的兒童肥胖問題，與劉伯恩醫師進行採訪，對於劉伯恩醫師首創的雞尾酒療法減肥，主持人報導甚多，這段採訪，在日本播出後，在該時段的節目中，收視率排名第三，顯見日本人對於肥胖的問題，也已到了「無國界」的境地。

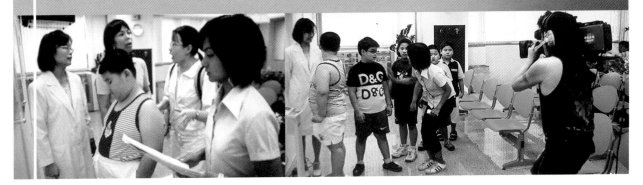

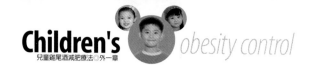

減肥、減肥，
請由預防兒童肥胖開始

　　肥胖已成世界話題，肥胖是一種病已成共識。但是我們的焦點都放在大人肥胖引起慢性病的關係上，而忽略了一件重要的事實——兒童肥胖乃是成人肥胖的肇因。唯有先防止兒童的肥胖才是戰勝肥胖，防止肥胖的根本之道。

　　在21世紀開始，國內醫學界指出，日益增加的過胖兒問題正逐漸影響下一代的健康，甚至國家未來的生產力，使預防兒童肥胖更顯出其重要性。在台灣我們只要在國小學校門口外看到放學時，一群群同學走出來，有些胖胖圓圓的，有些甚至猶如一顆顆肉球滾出來，就知道過胖兒問題有多嚴重。

　　肥胖乃體內堆積著過多的脂肪細胞，脂肪細胞的體積大小與數目多寡影響著肥胖的程度。人生有三階段為脂肪細胞數目增多的時期：胎兒期（懷孕的最後3個月）、幼兒期（出生後1～4歲）、青春期（１２～１６歲）。因此防範未然預防兒童肥胖可有下列幾點：

　　一、胎兒期時要配合婦產科醫師的產前檢查，教育孕婦在最後3個月時，體重不要增加太多，一方面生產比較順利，另一方面亦可防止胎兒在母體時的脂肪細胞數增加太多，種下肥胖的基礎。

　　二、幼兒期時要鼓勵嬰兒多喝母乳。餵食母乳的小孩不但在營養、吸收比較健康，而且不易有過敏、皮膚炎、便秘。研究指出不吸母乳的幼兒容易發胖，肥胖比率不吸母乳者為吸母乳者的2倍。

　　三、學童期（幼稚園、小學）父母扮演著重要關鍵，因為肥胖並非短時間形成的，而是一步一步在不注意當中造成的。父母必須負擔很大的責任，這段時間的子女意志力、觀念還未成熟，可塑性高，還會依賴父母，模仿父母，因此父母若忽略了飲食的重要，便無法打下子女健康的基礎，而容易產生肥胖的孩子。因為這段時間為脂肪細胞體積成長最快、最易造成肥胖的情形。父母在這段時間必須「以身作則」帶領子女學習正確的飲食觀念?如何認識、食用有益的食物，培養正確的飲食習慣，遠離一些不好的環境誘惑等，才能打下預防肥胖兒的基礎。否則不只子女健康受影響，肥胖的外形變化與體質變化都會造成子女的情緒干擾：不快樂、自閉、易發脾氣，使父母連帶成了出氣

簡，更影響家庭的和樂。

　　四、青春期時由於孩子已較成熟，也比較能夠克制自己，在學校的體育與課外活動也較不會肥胖。因此這時期比較可以控制脂肪數目增加而不易肥胖。

　　兒童肥胖不等於成人肥胖。「少吃多運動」人人都知道，但是重要的是父母要「以身作則」帶領子女養成飲食好習慣，加上良好的運動才能達到事半功倍的效果。

　　孩子成長只有一次，愛他就不要讓他肥胖，如此不只是孩子的福氣，也是國家的福氣。

（文/博仁綜合醫院瘦身醫學中心執行長、中和市中祥醫院院長蔡忠良醫師）

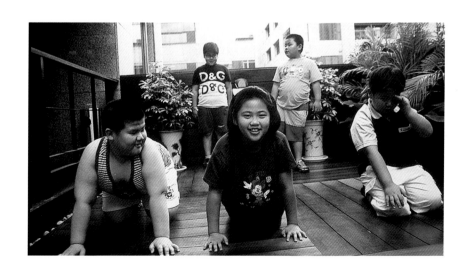

低熱量VS.高興吃

減肥，這條路難走

需要大手牽小手

美食，誘惑你和我

親子DIY，快樂健康不忌口

少油、少糖、少鹽

低脂、低熱量，再加點創意做佐料

就是要高興吃！

親子DIY食譜
Domestic R

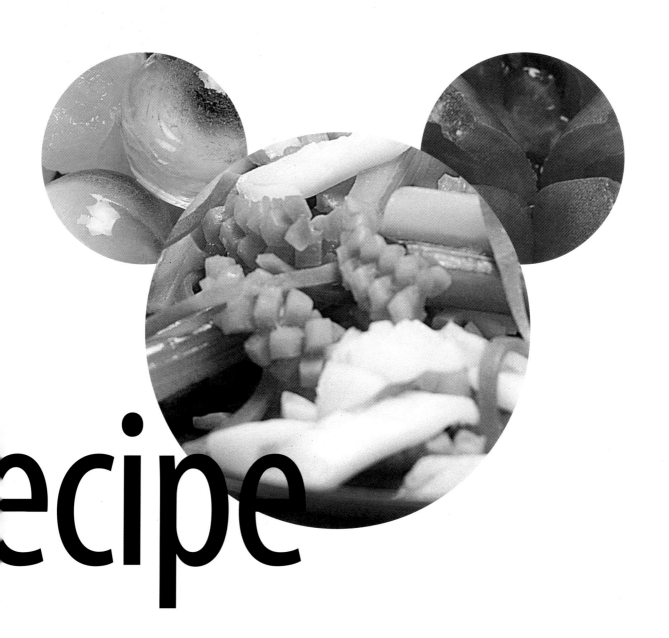

ecipe

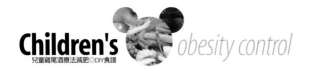

蒟蒻餐

蝦仁蒟蒻沙拉

材料◎（*2人份*）

蝦仁50g、蒟蒻50g、聖女蕃茄5個
荷蘭芹半小截、小黃瓜半條

調味料◎

果醋1匙、淡醬油1匙

做法◎

1：將蝦仁洗淨、去腸泥
2：蒟蒻切成薄片狀
3：小黃瓜、蕃茄切丁備用
4：將蝦仁、蒟蒻、小黃瓜、蕃茄及荷蘭芹
　　均勻攪拌，再加入果醋、淡醬油調味即成。

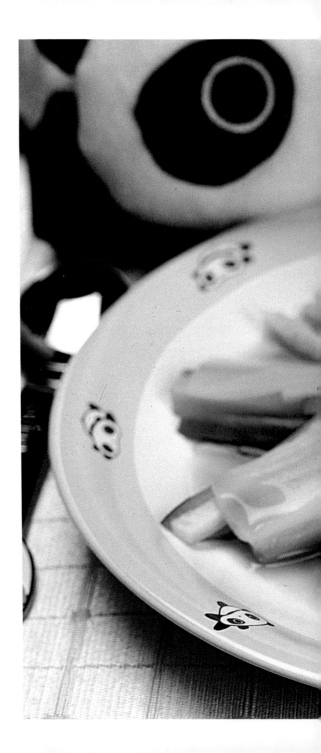

材料熱量表

材料	蝦仁	蒟蒻	聖女蕃茄	荷蘭芹	小黃瓜	果醋	淡醬油	小計
份量	50g	50g	5個	半小截	半條	1匙	1匙	
熱量	88.5	0	1.8	2.5	4	0.5	1	98.3

單位／大卡

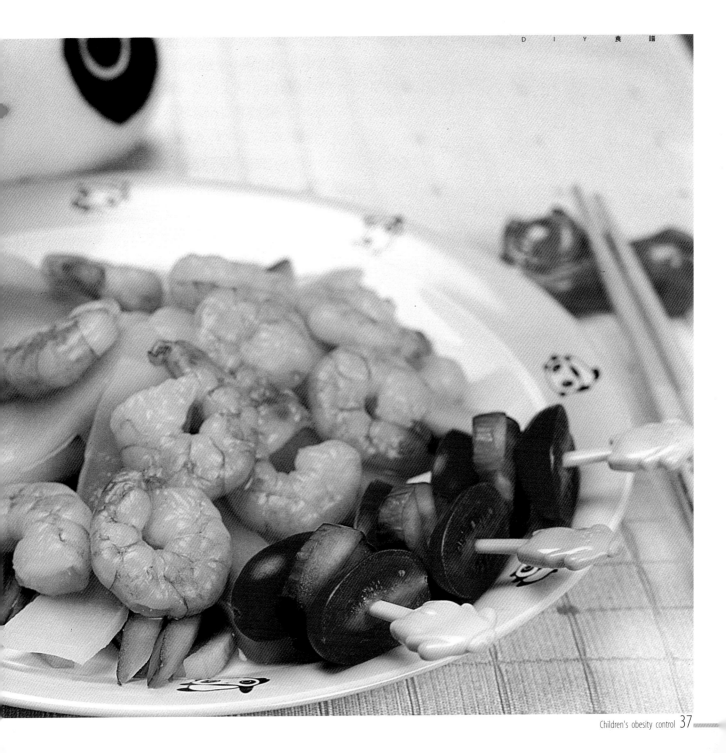

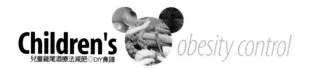

蒟蒻餐

紅燒蒟蒻蘿蔔

材料◎（4人份）

蒟蒻200g、白蘿蔔半條、紅蘿蔔半條、排骨50g、
蔥花少許

調味料◎

醬油2小匙、開水4碗

做法：

1：排骨先用熱水汆燙後備用
2：蒟蒻洗淨後切塊
3：白蘿蔔、紅蘿蔔削皮、洗淨後，切成塊狀
4：開水煮開後放入滷肉包，5分鐘之後取出
5：再放入白蘿蔔、紅蘿蔔、排骨、蒟蒻
6：加上醬油
7：小火慢燉30分鐘後，置涼
8：放入盤中，灑上蔥花

材料熱量表

材料	蒟蒻	白蘿蔔	紅蘿蔔	排骨	蔥花	醬油	開水	小計
份量	200g	半條	半條	50g	少許	2小匙	4碗	
熱量	0	62.5	10	10	0	2	0	84.5

單位／大卡

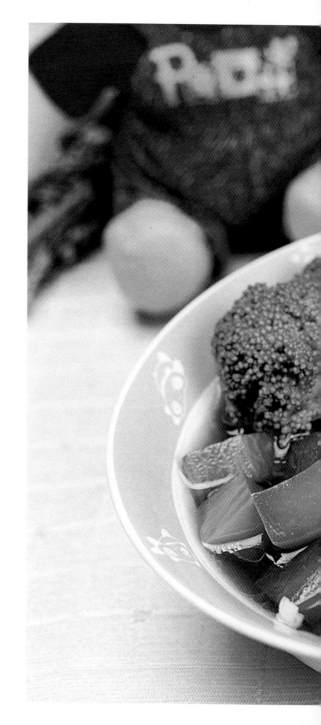

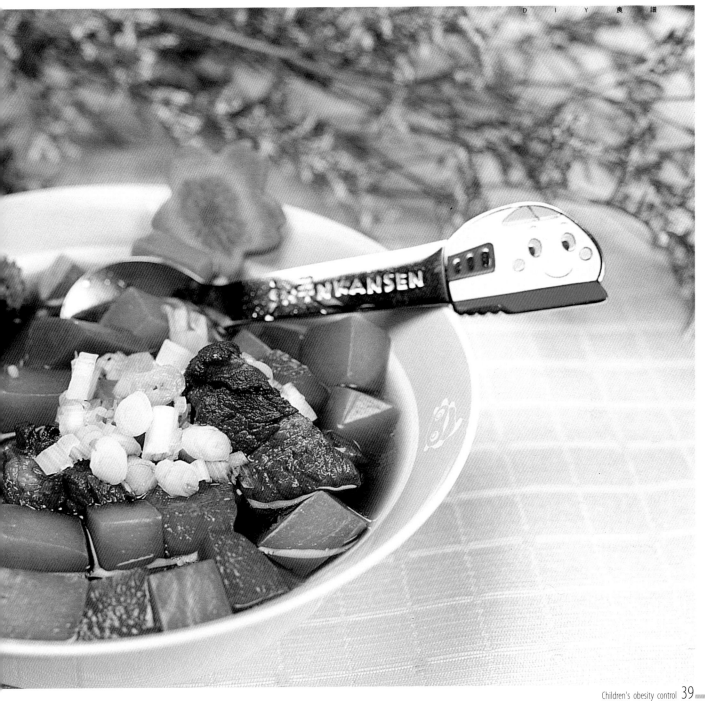

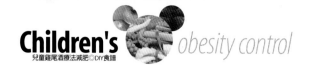
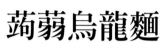
蒟蒻餐

蒟蒻烏龍麵

材料◎（2人份）

蒟蒻100g、烏龍麵80g、魚板2片、香菇2朵、
綠色花椰菜10g、金針菇一小把、紅蘿蔔1片

調味料◎

柴魚醬油2大匙、開水1又1／2碗、鹽1小匙

做法◎

1：蒟蒻切成絲狀
2：香菇、金針菇洗淨，去蒂
3：綠色花椰菜洗淨，切小塊
4：開水煮開後，放入蒟蒻、烏龍麵
5：滾開之後，再放入魚板、香菇、
　　綠色花椰菜、金針菇
6：再滾開之後，加入柴魚醬油調味即可

材料熱量表

材料	蒟蒻	烏龍麵	魚板	香菇	綠色花椰菜	金針菇	紅蘿蔔	小計
份量	100g	80g	2片	2朵	10g	一小把	1片	
熱量	0	80	3	1	2	3	0	91

單位／大卡

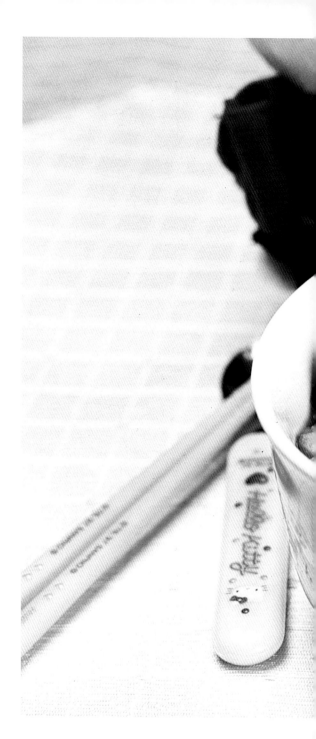

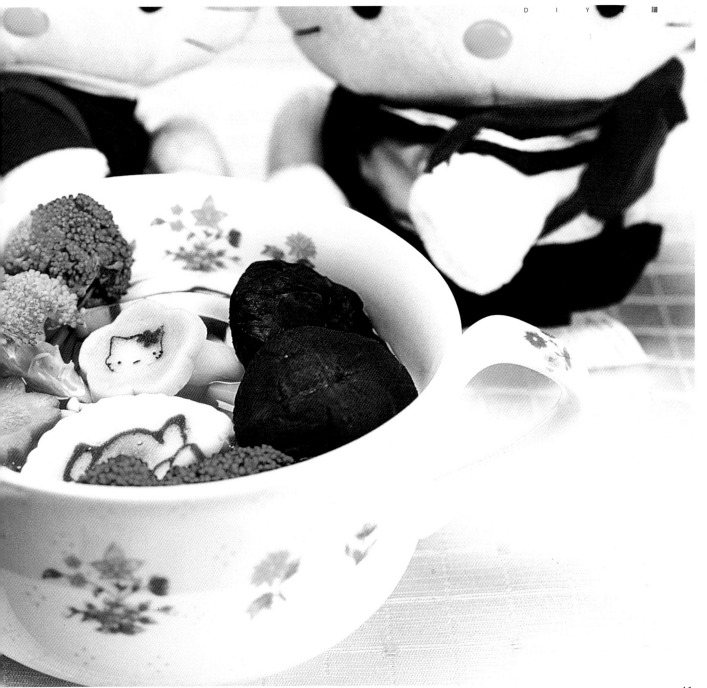

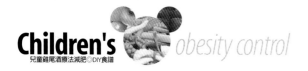

蒟蒻餐

蒟蒻炒蘆筍

材料◎（2人份）

蘆筍100g、蒟蒻100g、紅色甜椒、
黃色甜椒各少許

調味料◎

橄欖油1小匙、鹽1／2匙、鮮雞精粉1／2匙

做法◎

1：將蘆筍前端較粗部份切除，洗淨後切段
2：紅色及黃色甜椒切成絲備用
3：蒟蒻洗淨斜切出花紋，並切成條狀
4：在鍋內放入橄欖油，再放入蘆筍、蒟蒻，
　　大火快炒1分鐘之後，加入鹽、鮮雞精粉即可

材料熱量表

材料	蘆筍	蒟蒻	紅色甜椒	黃色甜椒	橄欖油	鹽	鮮雞精粉	小計
份量	100g	100g	少許	少許	1小匙	1／2匙	1／2匙	
熱量	20	0	0	0	0.2	0	0.5	20.7

單位／大卡

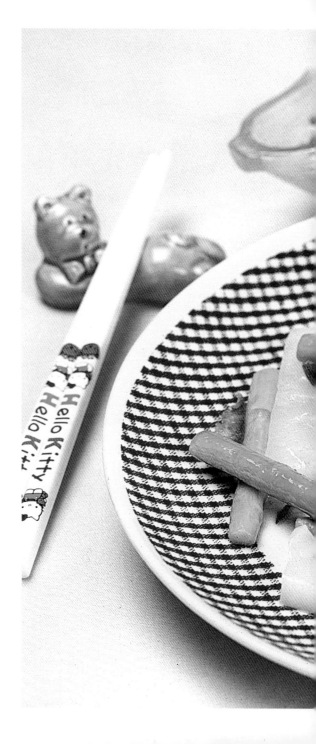

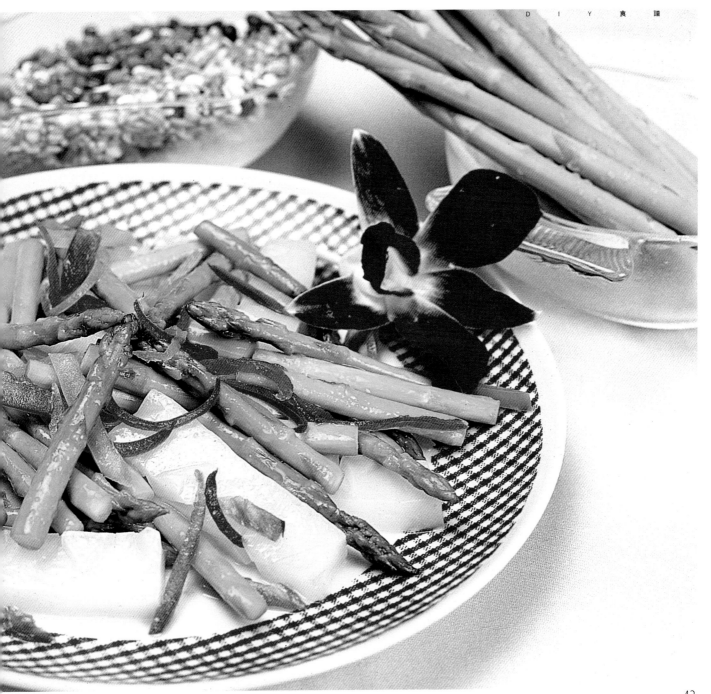

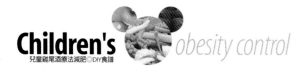
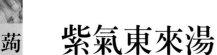
蒟蒻餐

紫氣東來湯

材料◎（4人份）

紫菜10g、蒟蒻小卷半盒、蛤蜊100g、豬腿肉
50g、蝦仁30g、柴魚1小撮

調味料◎

鹽1小匙、開水3碗

做法◎

1：開水燒開，加入柴魚，5分鐘之後，將柴魚撈
　　起，即成柴魚高湯
2：蛤蜊吐沙後，以滾水燙熟，取出肉
3：豬腿肉、蝦仁分別煮熟，豬腿肉並切成絲
4：將蛤蜊肉、豬腿肉絲、蝦仁、蒟蒻、
　　紫菜等材料，放入柴魚高湯內，
　　加鹽調味後，即可熄火

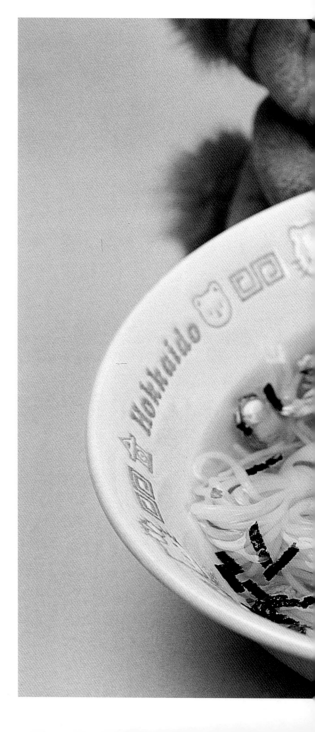

材料熱量表

材料	紫菜	蒟蒻小卷	蛤蜊	豬腿肉	蝦仁	柴魚	鹽	開水	小計
份量	10g	半盒	100g	50g	30g	1小撮	1小匙	3碗	
熱量	3	0	10	15	50	0	0	0	78

單位／大卡

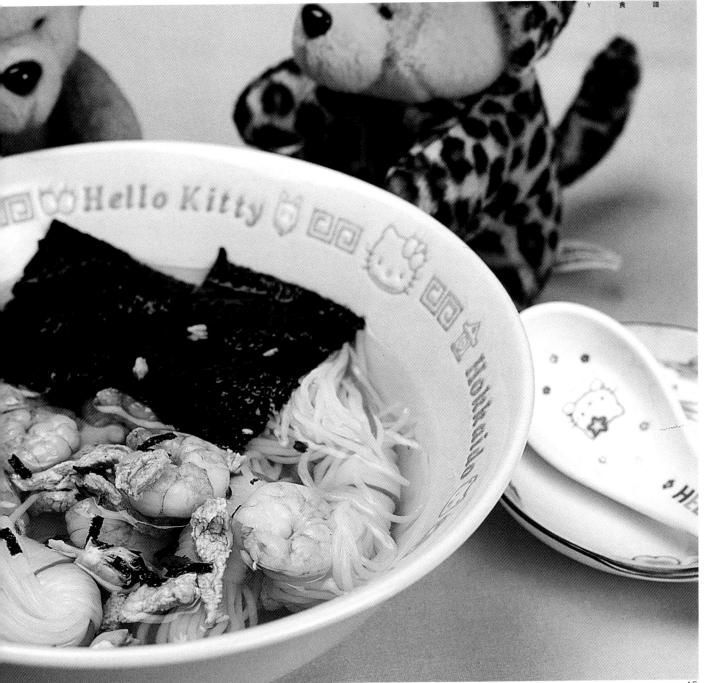

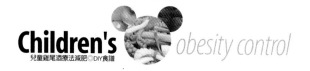

蒟蒻餐

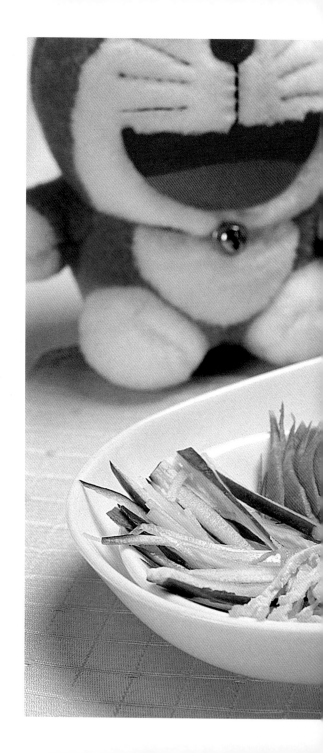

蒟蒻涼麵

材料◎（*2人份*）

蒟蒻麵條200g、小黃瓜20g、紅蘿蔔20g、
蛋1顆取10g蛋絲

調味料◎

柴魚醬油2大匙、野菜香鬆少許、油1小匙

做法◎

1：小黃瓜、紅蘿蔔切絲備用

2：蛋打勻，放入鍋中煎成蛋皮，待涼後，
　　切成絲狀

3：將柴魚醬油淋在蒟蒻涼麵、小黃瓜絲、
　　紅蘿蔔絲、蛋絲等材料上，攪拌均勻即可

材料熱量表

材料	蒟蒻麵條	小黃瓜	紅蘿蔔	蛋	柴魚醬油	野菜香鬆	油	小計
份量	200g	20g	20g	1顆	2大匙	少許	1小匙	
熱量	0	5	6	10	2	0	0.2	23.2

單位／大卡

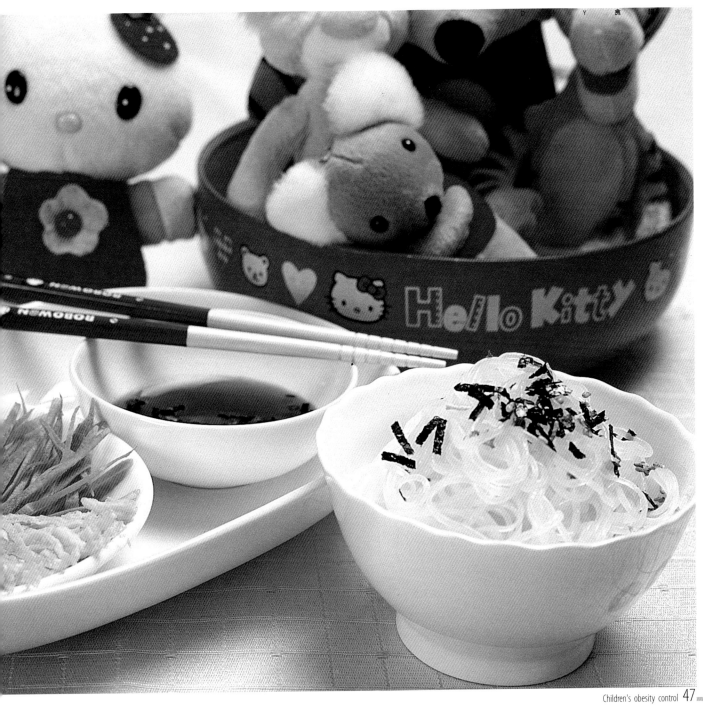

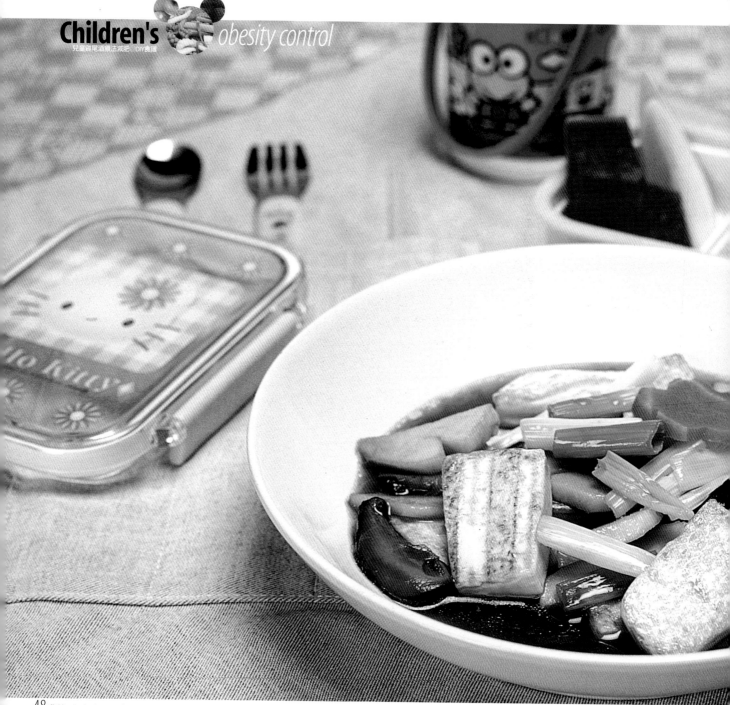

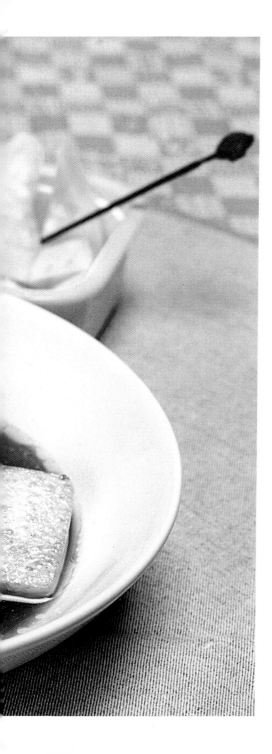

蔥燒豆腐

材料◎（*2人份*）
嫩豆腐1塊、蔥2支、竹筍5片

調味料◎
醬油1又1／2小匙、糖1／2小匙、
水60c.c.、橄欖油1小匙、太白粉1小匙

做法◎
1：先將竹筍燙熟
2：將蔥洗淨切段，嫩豆腐切成片狀
3：鍋內加入橄欖油，將蔥爆香後，
　　加入水、醬油、糖等調味料煮沸
4：最後再加入嫩豆腐約煮6分鐘即可

材料熱量表

材料	嫩豆腐	蔥	竹筍	醬油	糖	水	橄欖油	太白粉	小計
份量	1塊	2支	5片	1又1／2小匙	1／2小匙	60c.c.	1小匙	1小匙	
熱量	65	0	8	1.5	4	0	0.2	5	83.7

單位／大卡

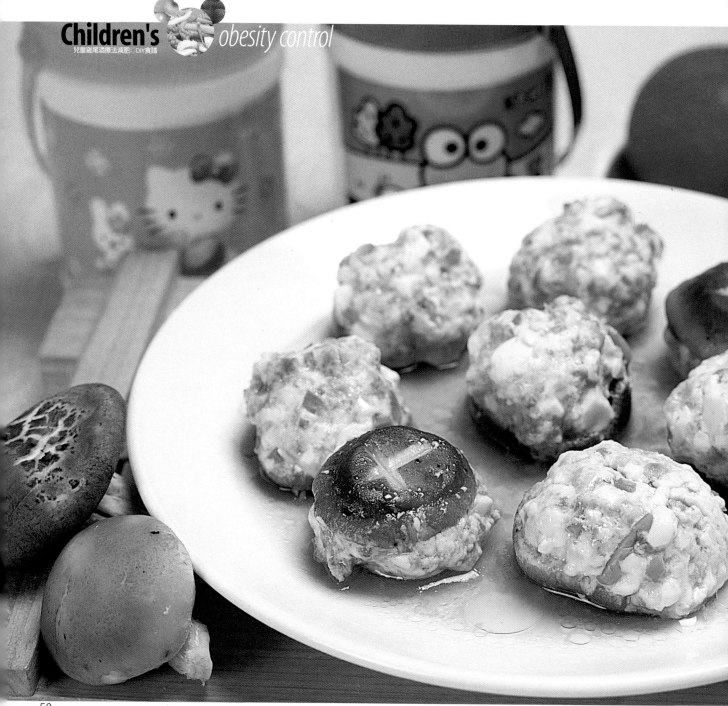

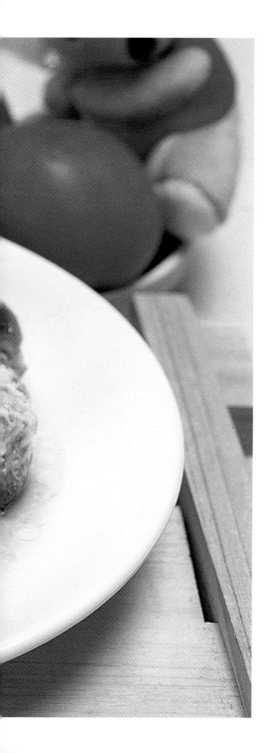

豆腐餐

香菇鑲豆腐

材料◎（4人份）

豆腐1／2塊、低脂絞肉100g、新鮮香菇8朵、
薑1片、蛋1個取蛋白部份、青豆25g、
紅蘿蔔25g

調味料◎

鹽1小匙

做法◎

1：以紙巾包住豆腐，擠乾水分並搗碎
2：香菇去蒂，蛋取蛋白部份備用
3：薑、青豆、紅蘿蔔切碎
4：低脂絞肉中加入少許鹽，再將豆腐、青豆、
　　紅蘿蔔、薑末、蛋白等材料，全部攪拌均勻
5：將攪拌均勻的材料，平均放在香菇內側，
　　並以湯匙輕壓成球狀
6：放入蒸籠蒸10分鐘即可

材料熱量表

材料	豆腐	低脂絞肉	新鮮香菇	薑	蛋	青豆	紅蘿蔔	鹽	小計
份量	1／2塊	100g	8朵	1片	1個	25g	25g	1小匙	
熱量	32.5	30	4	0	48	25	7.5	0	147

單位／大卡

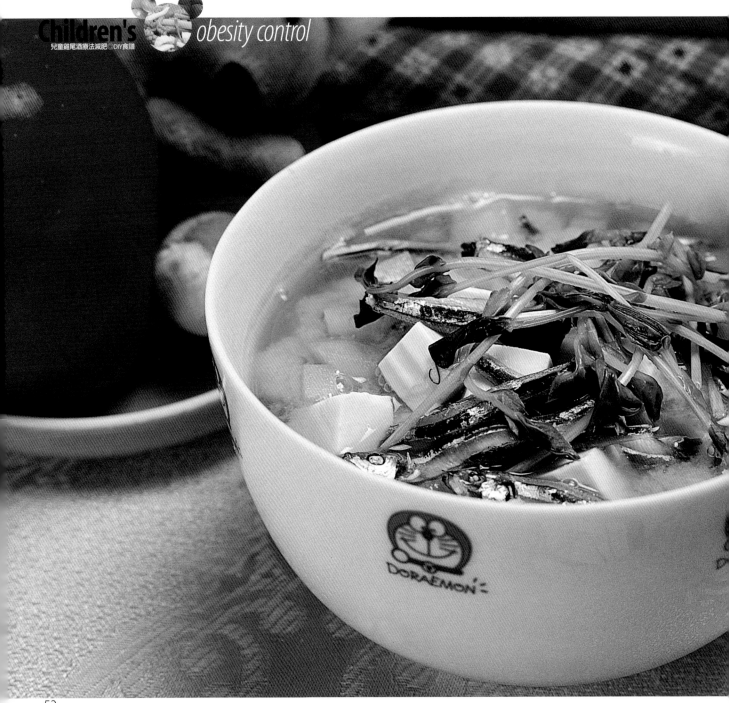

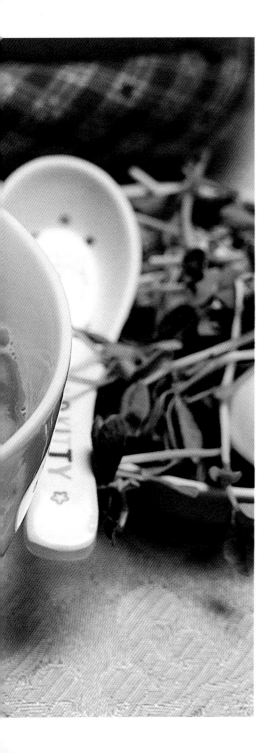

小魚乾豆腐湯

材料◎（*3人份*）

豆腐1／2塊、小魚乾50g、白蘿蔔100g、
豆苗少許

調味料◎

味噌1又1／2大匙、水600c.c

做法◎

1：小魚乾洗淨，加水煮30分鐘
2：豆腐切成小塊狀，白蘿蔔切小塊
3：在步驟1的材料中，加入白蘿蔔，
　　煮滾後，撈出浮油，並將白蘿蔔煮至變軟
4：放入味噌煮至溶化，煮開後，
　　加入豆苗，即可熄火

材料熱量表

材料	豆腐	小魚乾	白蘿蔔	豆苗	味噌	水	小計
份量	1／2塊	50g	100g	少許	1又1／2大匙	600c.c.	
熱量	32.5	18	25	0	2	0	77.5

單位／大卡

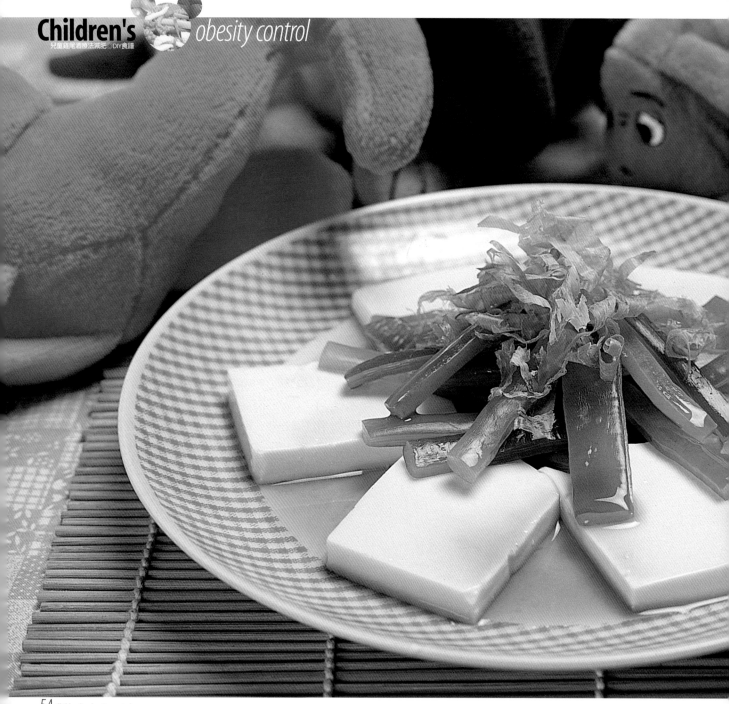

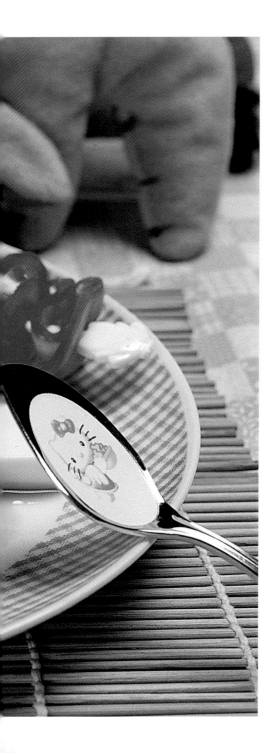

涼拌海帶芽豆腐

材料◎（*2人份*）

海帶芽80g、豆腐1／2塊、柴魚片4g

調味料◎

柴魚醬油1／2匙

做法◎

1：海帶芽洗淨汆燙，瀝乾多餘水份

2：豆腐也切成塊狀

3：豆腐放置於盤底，再放上海帶芽，
　　淋上柴魚醬油，最後再放上柴魚片

4：等要食用的時候，再全部混合拌勻即可

豆腐餐

材料熱量表

材料	海帶芽	豆腐	柴魚片	柴魚醬油	小計
份量	80g	1／2塊	4g	1／2匙	
熱量	24	32.5	0	1	57.5

單位／大卡

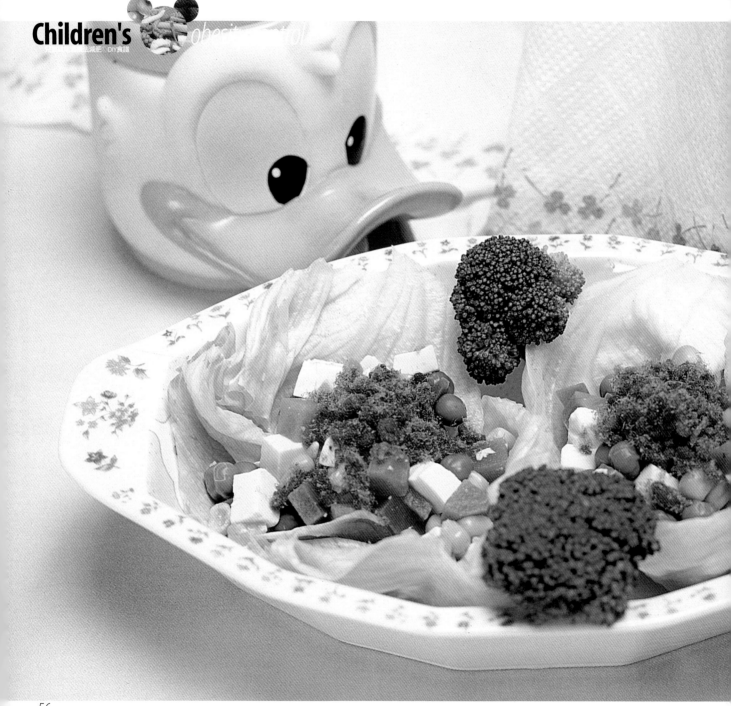

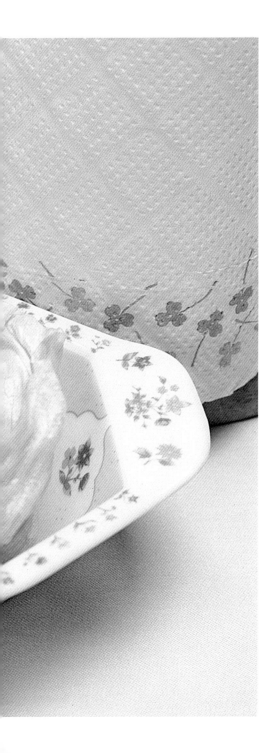

生菜三鬆

材料◎（*2人份*）
萵苣2片、三色蔬菜（玉米、紅蘿蔔、青豆）
120g、豆腐1／4塊、肉鬆2g

調味料◎
果醋1匙、淡醬油1匙

做法◎
1：萵苣洗淨瀝乾，修剪成小圓片
2：豆腐切成丁狀，三色蔬菜燙過，瀝乾
3：將豆腐、三色蔬菜輕拌，
　　放置於萵苣葉片內，再加上肉鬆即可

註：肉鬆已有甜味、鹹味，可不用放調味料

材料熱量表

材料	萵苣	三色蔬菜	豆腐	肉鬆	小計
份量	2片	120g	1／4塊	2g	
熱量	0	63	16	10	89

單位／大卡

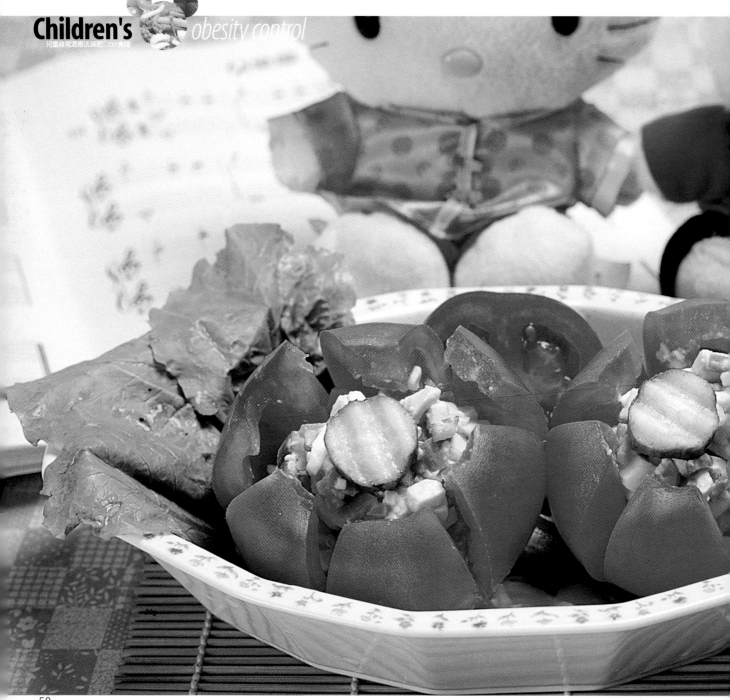

Children's *obesity control*
兒童雞尾酒療法減肥、DIY食譜

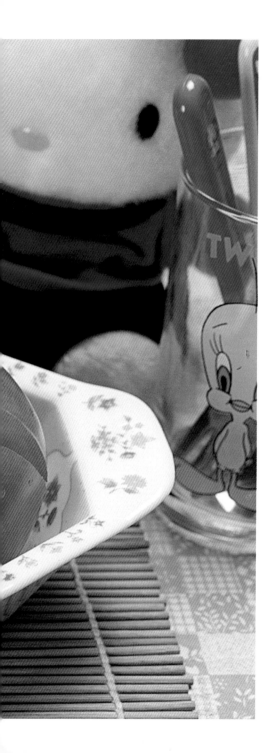

豆腐餐

蕃茄豆腐盅

材料◎（2人份）

蕃茄2顆、小黃瓜20g、豆腐40g、
白煮蛋1／4顆、火腿10g

調味料◎

鹽1／2小匙

做法◎

1：將蕃茄蒂頭一端略微切平，
　並對切成六瓣，將籽挖空，使成一缽狀
2：小黃瓜、豆腐、火腿等材料切丁
3：白煮蛋去殼，將蛋白與蛋黃切成丁狀，
　並與小黃瓜、豆腐、火腿丁加鹽攪拌均勻
4：將混合的材料，填入蕃茄內

材料熱量表

材料	蕃茄	小黃瓜	豆腐	白煮蛋	火腿	鹽	小計
份量	2顆	20g	40g	1／4顆	10g	1／2小匙	
熱量	25	5	30	43	10	0	113

單位／大卡

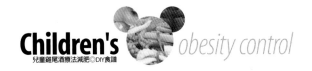
香
菇
餐

涼拌烤香菇

材料◎（2人份）

香菇5朵、茭白筍1根、白蘿蔔少許

調味料◎

淡醬油2大匙

做法◎

1：香菇去蒂，茭白筍洗淨切成片

2：將烤箱設定在150度，香菇烤10分鐘，
　　茭白筍烤25分鐘

3：將白蘿蔔磨成泥，加入淡醬油內，
　　作成沾醬

4：待香菇、茭白筍冷卻後，
　　沾上醬汁即可食用

材料熱量表

材料	香菇	茭白筍	白蘿蔔	淡醬油	小計
份量	5朵	1根	少許	2大匙	
熱量	2.5	23	0	2	27.5

單位／大卡

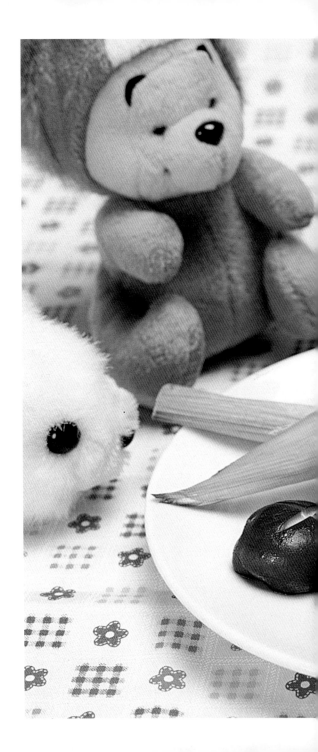

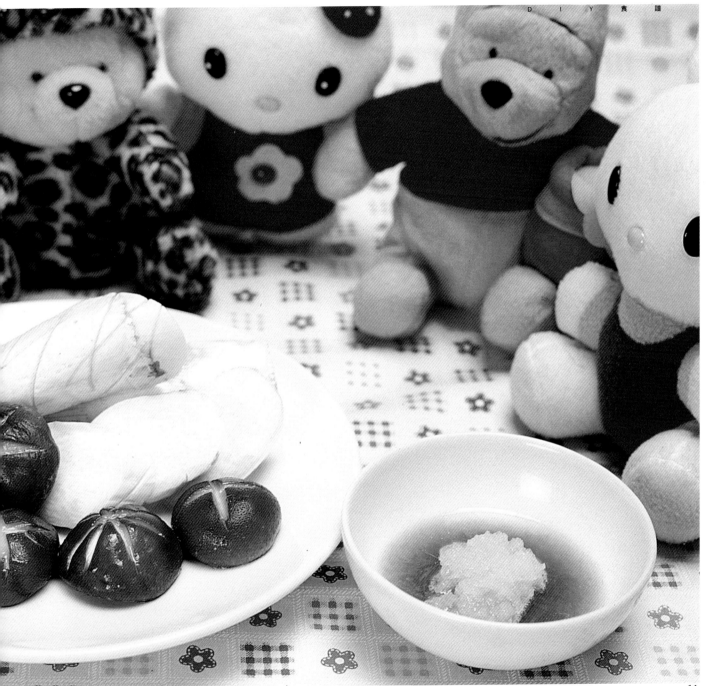

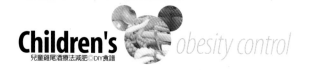

香菇餐

松茸菇炒肉絲

材料◎（4人份）
松茸菇100g、瘦肉絲50g、蒜末1／2小匙

調味料◎
醬油1／2小匙、糖1／4匙、水100c.c.、油1小匙

做法◎
1：將松茸菇洗淨分開，並切除根部
2：油鍋爆香蒜末，並加入松茸菇、肉絲拌炒
3：再加水、醬油、糖等調味料，一起煮沸，
　　改小火略悶1分鐘後，即可盛起

材料熱量表

材料	松茸菇	瘦肉絲	蒜末	醬油	糖水	水	油	小計
份量	100g	50g	1／2小匙	1／2小匙	1／4匙	100c.c.	1小匙	
熱量	16	17.5	0	0.5	25	0	0.2	36.5

單位／大卡

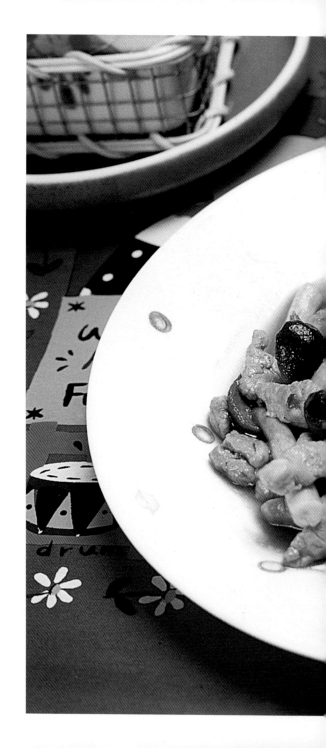

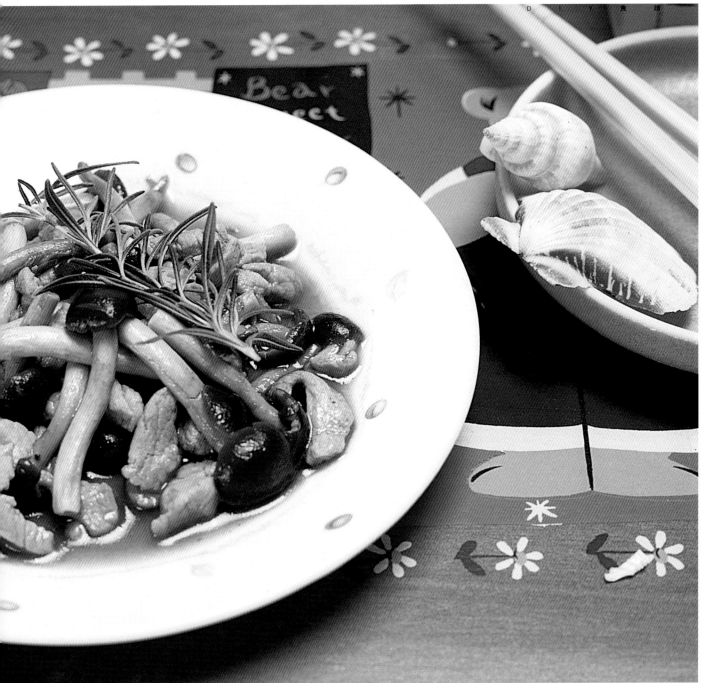

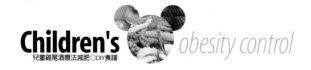

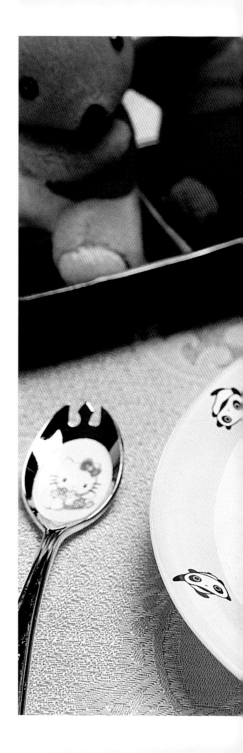

香
菇
餐

金針花炒香菇

材料◎（ 3人份 ）

生金針花100g、新鮮香菇5朵、瘦肉絲20g、
蔥半根、薑1片、紅蘿蔔1片、蒜末1／2小匙

調味料◎

鹽1小匙、油1小匙、水150c.c.

做法◎

1：金針花洗淨瀝乾

2：香菇去蒂，切成片狀：
　薑、紅蘿蔔切成絲狀，備用

3：油鍋爆香蔥、蒜末，放入肉絲，
　稍加拌炒後，再放入金針花及香菇

4：大火快炒後，加入水和鹽等調味料

5：轉小火炒約2分鐘後，即可盛起

材料熱量表

材料	生金針花	新鮮香菇	瘦肉絲	蔥	薑	紅蘿蔔	蒜末	鹽	油	水	小計
份量	100g	5朵	20g	半根	1片	1片	1／2小匙	1小匙	1小匙	150c.c.	
熱量	120	2.5	7	0	0	0	0	0	0.2	0	129.7

單位／大卡

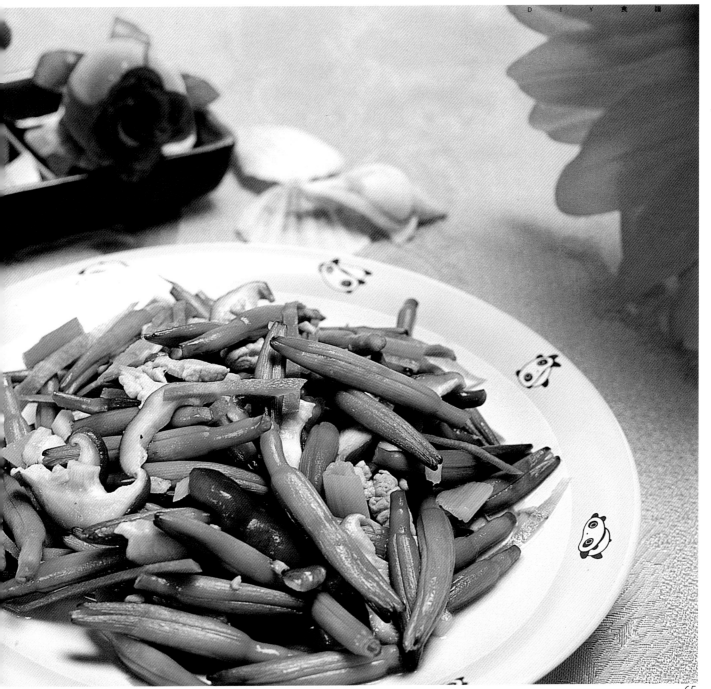

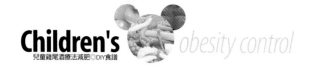
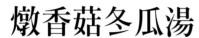

香
菇
餐

燉香菇冬瓜湯

材料◎（*3人份*）

香菇2朵、冬瓜300g、薑1片、火腿10g、芹菜1／2根

調味料◎

鹽1小匙、水

做法◎

1：香菇洗淨去蒂，薑切成絲，
　　火腿對切成6片，芹菜切成末備用

2：冬瓜外皮洗淨，連皮切成6塊，
　　再予冬瓜肉中間橫切一刀至
　　接近外皮處，夾入火腿

3：將冬瓜火腿片舖在瓷碗內，
　　再舖上香菇，加水至八分滿，並加入
　　1小匙鹽後，灑上薑絲，蓋上保鮮膜

4：放入鍋中隔水蒸煮，用小火煮
　　30分鐘後，灑上芹菜末即可

材料熱量表

材料	香菇	冬瓜	薑	火腿	芹菜	水	小計
份量	2朵	300g	1片	10g	1／2根	150c.c.	
熱量	1	21	0	10	0	0	32

單位／大卡

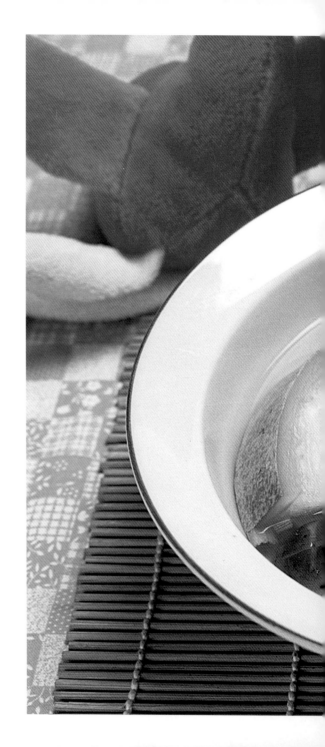

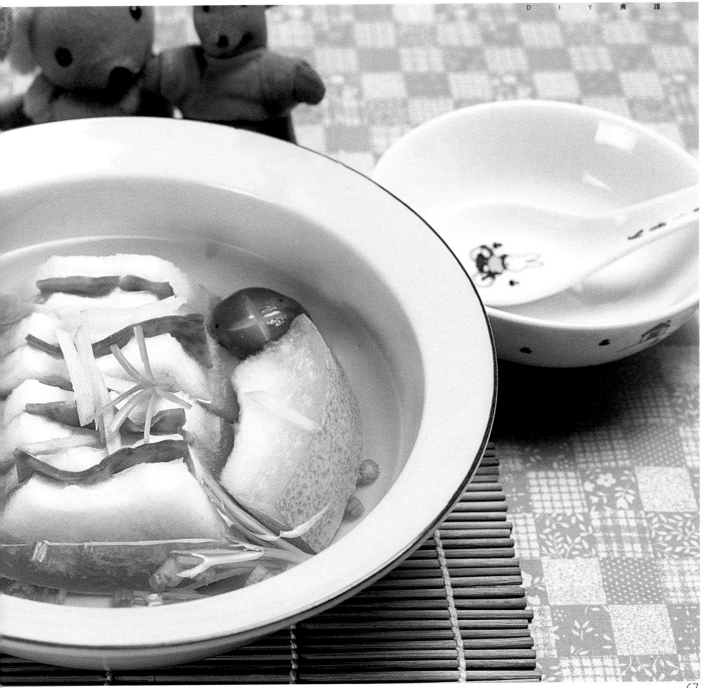

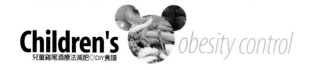

香菇餐

香菇蒸蛋

材料◎（3人份）
蛋2個、魚板3片、香菇3朵

調味料◎
柴魚粉1小匙、水150c.c.

做法◎
1：將蛋放入碗中，並打散
2：另取小鍋，將水及柴魚粉煮開
3：將煮開的水，沖入蛋汁中，並同時攪拌，
　　之後，再分裝至小碗裡
4：另將蒸鍋內的水煮開，再把小碗放入鍋中，
　　以大火蒸1分鐘後，放入魚板、香菇，
　　改小火繼續蒸10分鐘即可

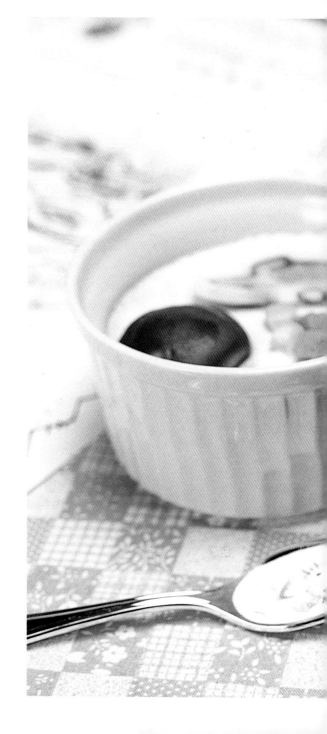

材料熱量表

材料	蛋	魚板	香菇	柴魚粉	水	小計
份量	2個	3片	3朵	1小匙	150c.c.	
熱量	346	3	1	1	0	351

單位／大卡

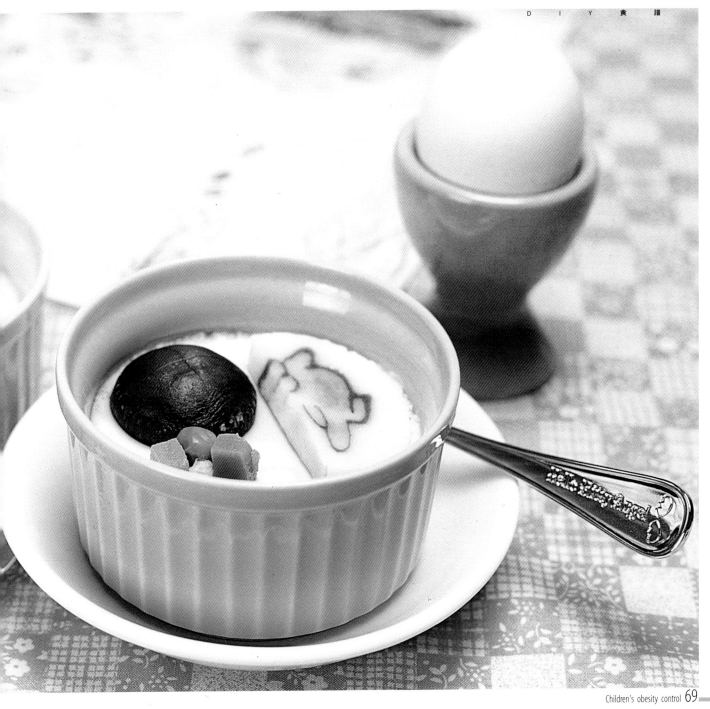

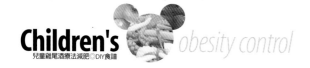

香菇餐

高麗菜蛋絲

材料◎（3人份）

高麗菜150g、蛋1顆取10g蛋絲、蔥半根、蒜末1／2小匙、香菇2朵

調味料◎

油1小匙、鹽1小匙

做法◎

1：將蛋打散，在油鍋中先煎成蛋皮，待涼後，切成絲狀

2：高麗菜洗淨切絲，香菇洗淨，去蒂切成片狀

3：油鍋中爆香蔥、蒜，再放入高麗菜、香菇，大火快炒約2分鐘後，加入鹽調味

4：盛起後，灑上蛋絲即可

材料熱量表

材料	高麗菜	蛋	蔥	蒜末	香菇	油	鹽	小計
份量	150g	1顆	半根	1／2小匙	2朵	1小匙	1小匙	
熱量	55	10	0	1	1	1	0	68

單位／大卡

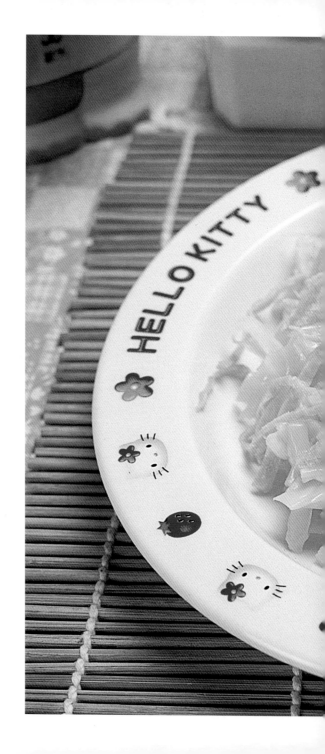

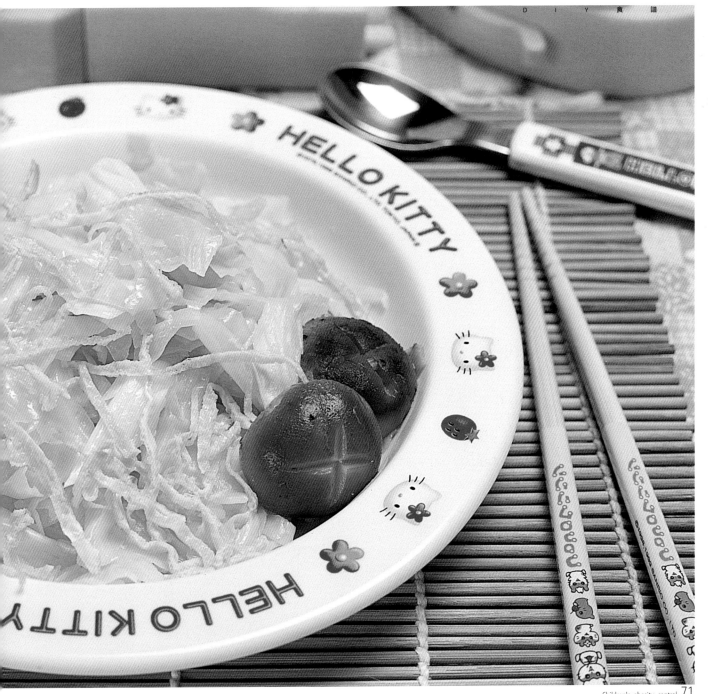

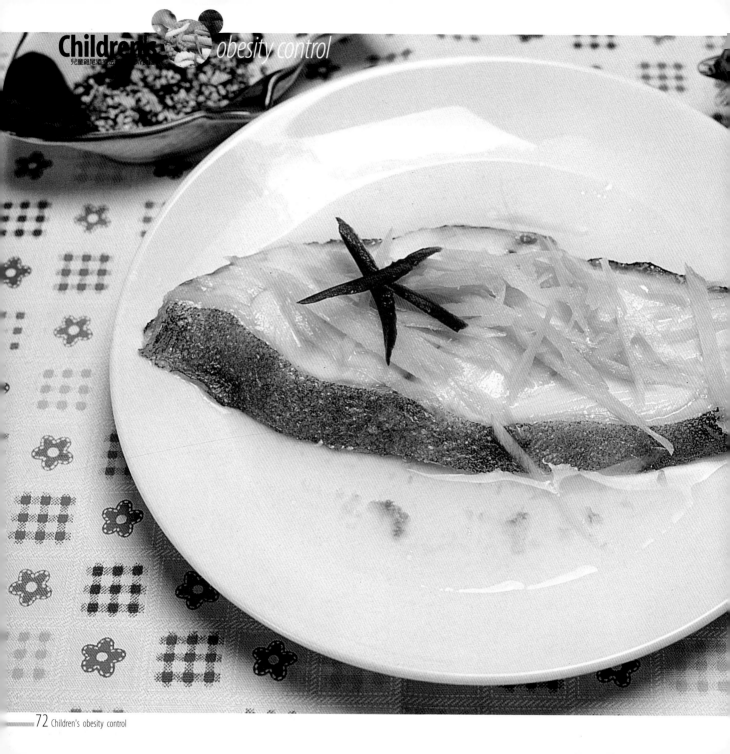

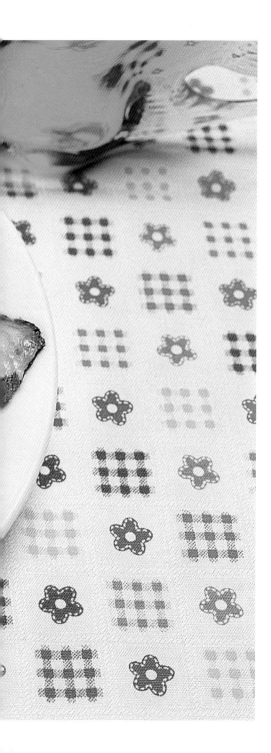

清蒸鱈魚

材料：◎（*2人份*）

鱈魚200g、薑2片

調味料◎

鹽1小匙、酒1小匙、野菜香鬆少許

做法◎

1：薑切絲備用

2：將鱈魚洗淨，並在表皮上灑上鹽，
　　置於盤中，再放入薑絲，

3：放入蒸鍋中，蒸15分鐘後，
　　灑上少許野菜香鬆

海鮮餐

材料熱量表

材料	鱈魚	薑	鹽	酒	野菜香鬆	小計
份量	200g	2片	1小匙	1小匙	少許	60c.c.
熱量	140	0	0	2	0	142

單位／大卡

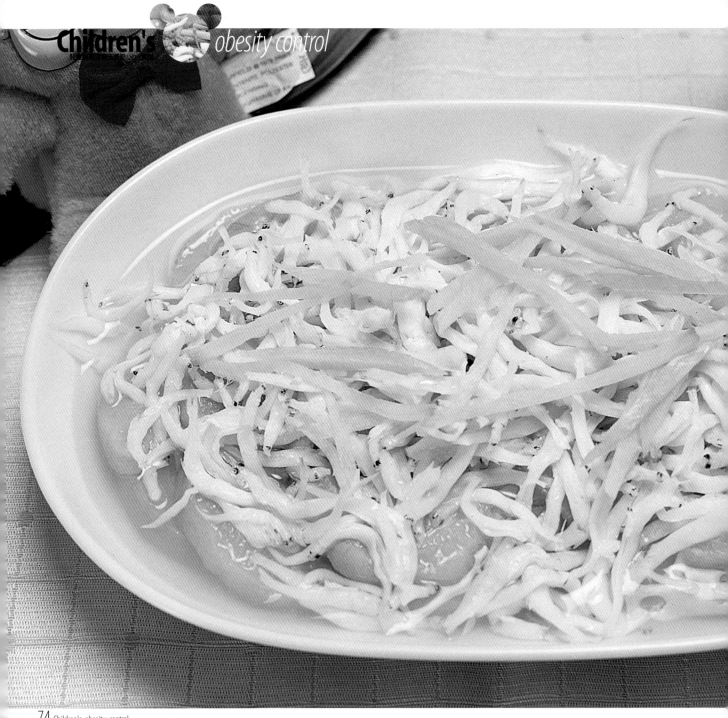

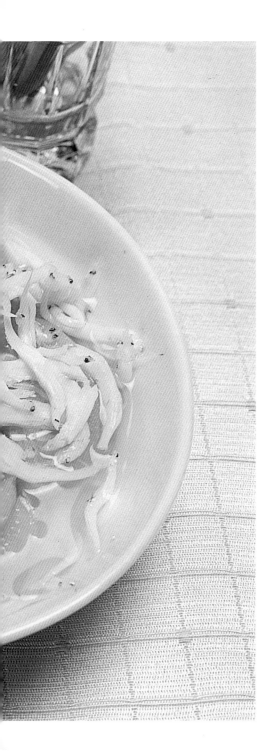

海鮮餐

清蒸吻仔魚絲瓜

材料◎（4人份）

絲瓜1條、吻仔魚100g、薑一片

調味料◎

鹽1小匙

做法◎

1：絲瓜削皮洗淨，切成塊狀；薑切成絲
2：吻仔魚洗淨，備用
3：先將絲瓜放入瓷盤底，再將吻仔魚均勻灑在
　　絲瓜上，最後放入薑絲和鹽調味
4：放入鍋中，隔水加熱，
　　小火蒸煮10分鐘之後即可

材料熱量表

材料	絲瓜	吻仔魚	薑	鹽	小計
份量	1條	100g	一片	1小匙	
熱量	40	98	0	0	138

單位／大卡

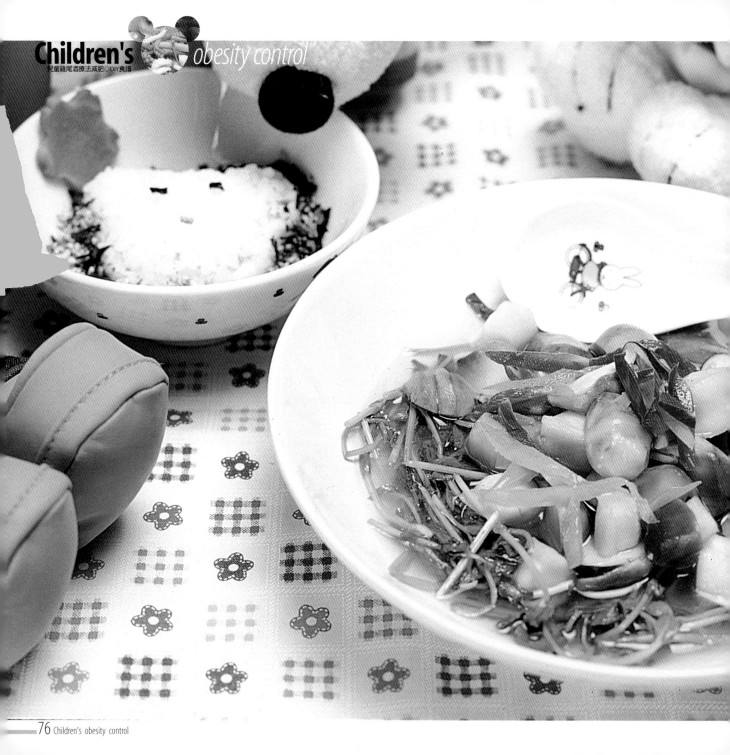

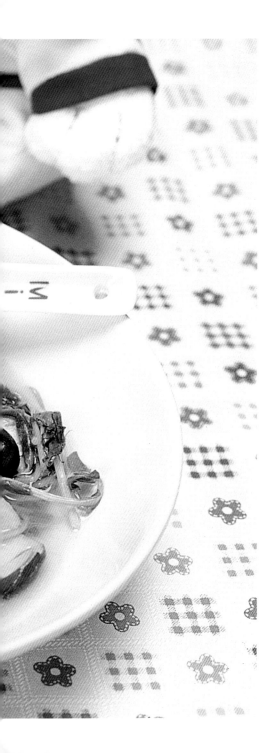

海鮮餐

干貝炒草菇

材料◎（3人份）
干貝50g、草菇50g、豆苗1把

調味料◎
鮮雞精粉1／2小匙、水150c.c.、太白粉1小匙、油1小匙

做法◎
1：干貝洗淨切成小塊，豆苗洗淨切段，草菇對切成半，太白粉加入50c.c.水，調成太白粉水
2：將豆苗燙熟瀝乾，排列於盤底
3：油鍋小火先炒干貝，約1分鐘後，再放入草菇拌炒，盛起放在豆苗上
4：鍋中放入水及鮮雞精粉，煮開後，加入太白粉水勾芡，淋在干貝草菇上

材料熱量表

材料	干貝	草菇	豆苗	鮮雞精粉	水	太白粉	油	小計
份量	50g	50g	1把	1／2小匙	150c.c.	1小匙	1小匙	
熱量	29	14	4	0.5	0	5	1	53.5

單位／大卡

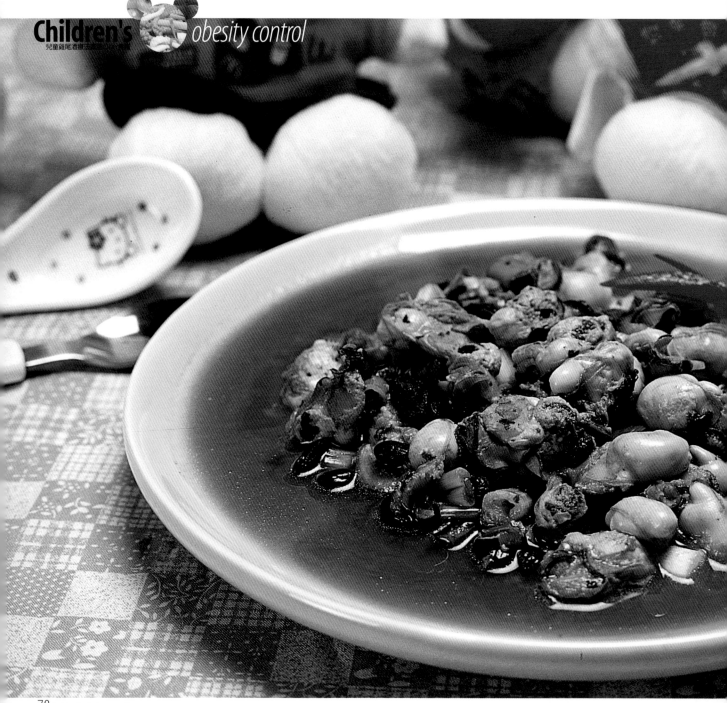

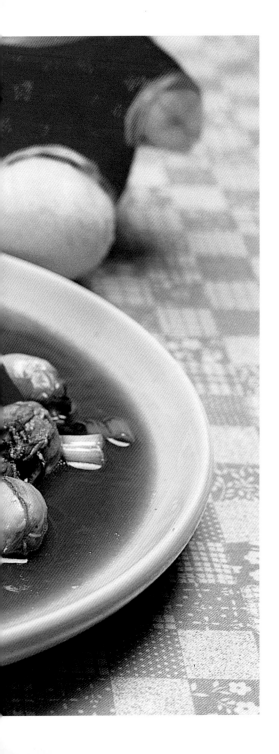

海鮮餐

豆鼓蚵

材料◎（*3人份*）
生蚵150g、蔥花3大匙、薑2片
調味料◎
豆鼓1又1／2匙、糖1／2小匙、水200c.c.、
油1小匙
做法◎
1：將生蚵洗淨瀝乾，薑片切成丁
2：油鍋先將蔥花爆香，再放入生蚵及
　　豆鼓、糖等調味料，煮沸2—3分鐘即可
4：等要食用的時候，再全部混合拌勻即可

材料熱量表

材料	生蚵	蔥花	薑	豆鼓	糖	水	油	小計
份量	150g	3大匙	2片	1又1／2匙	1／2小匙	200c.c.	1小匙	
熱量	110	0	0	2	4	0	1	117

單位／大卡

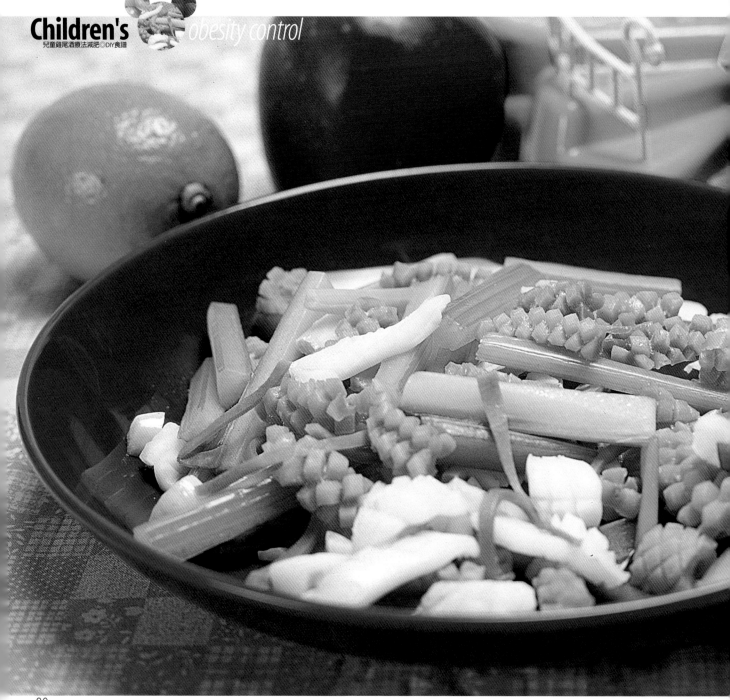

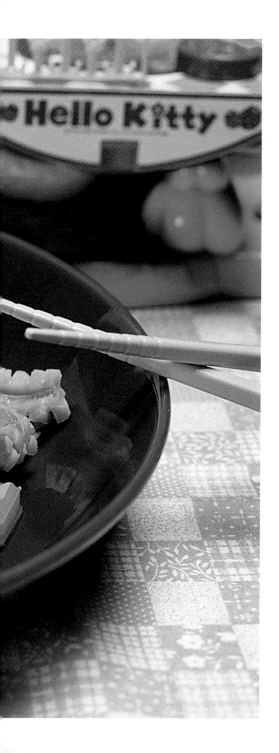

海鮮餐

芹炒雙脆

材料◎（3人份）

魷魚100g、花枝100g、紅蘿蔔2片、
西洋芹2根、蔥半根、蒜1小匙

調味料◎

鹽1／2小匙、糖1／3大匙、鰹魚粉少許、
油1小匙

做法◎

1：將魷魚、花枝洗淨，在表面上斜切
　　花紋，再切成塊狀
2：西洋芹洗淨，切成段，紅蘿蔔切成絲狀
3：油鍋先將蔥、蒜爆香，再放入魷魚、
　　花枝快炒1分鐘
4：再放入西洋芹、紅蘿蔔，及鹽、糖、
　　鰹魚粉等調味料拌炒即可

材料熱量表

材料	魷魚	花枝	紅蘿蔔	西洋芹	蔥	蒜	鹽	糖	鰹魚粉	油	小計
份量	100g	100g	2片	2根	半根	1小匙	1／2小匙	1／3大匙	少許	1小匙	
熱量	137	140	0	10	0	0	0	20	0	1	308

單位／大卡

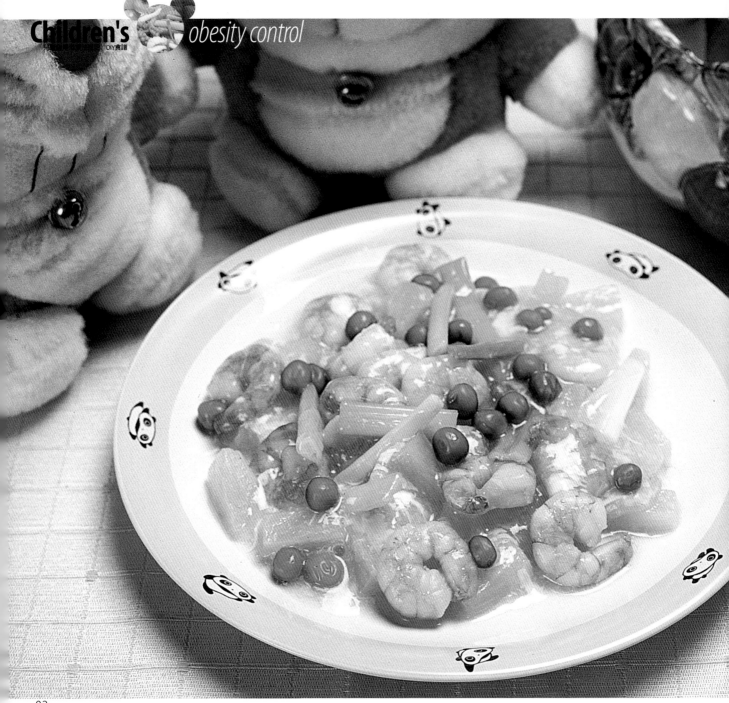

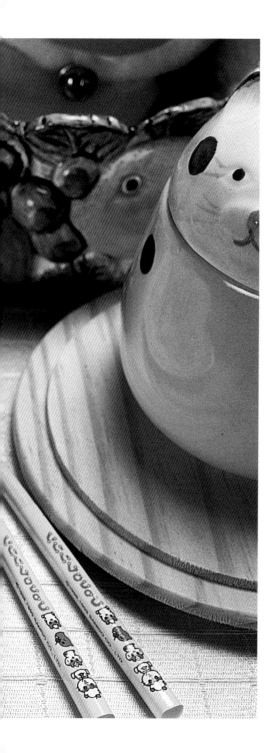

滑蛋鳳梨蝦仁

材料◎（*2人份*）

鳳梨100g、蝦仁50g、青豆15g、蛋1顆、蔥1支

調味料◎

鹽1／2小匙、太白粉1小匙、水50c.c.

做法◎

1：蝦仁洗淨去腸泥，鳳梨切成塊狀，
　　蛋只取蛋白備用

2：油鍋先將蔥爆香，放入蝦仁，待蝦仁略呈紅色
　　後，再放入青豆、鳳梨拌炒至蝦仁全熟後盛起

3：將鹽、太白粉加入50c.c.水，調成太白粉水，
　　放入鍋內煮開，再將蛋白放入鍋中迅速攪拌

5：將糊狀蛋白絲淋在鳳梨蝦仁上即可

材料熱量表

材料	鳳梨	蝦仁	青豆	蛋	蔥	鹽	太白粉	水	小計
份量	100g	50g	15g	1顆	1支	1／2小匙	1小匙	50c.c.	
熱量	40	88.5	15	173	0	0	5	0	321.5

單位／大卡

鮮肉餐

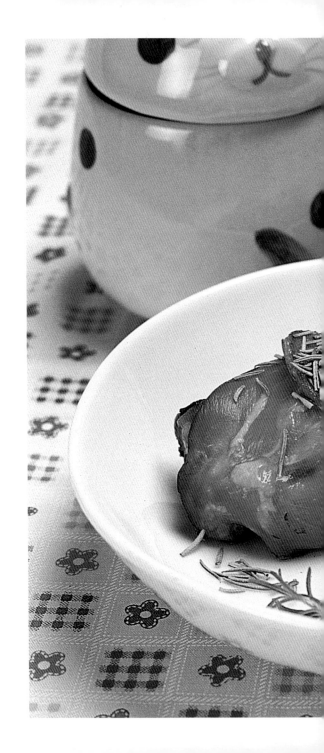

迷迭香烤雞腿

材料◎（*1人份*）
雞小腿1隻、生迷迭香1小段

調味料◎
鹽1小匙

做法◎
1：雞腿洗淨，用刀在腿肉上，劃開數道，
　　並塞入迷迭香葉
2：在雞腿外側輕灑少許鹽巴
3：烤箱設定在150度，
　　將雞腿放入烤箱烤30分鐘

材料熱量表

材料	雞小腿	生迷迭香	鹽	小計
份量	1隻	1小段	1小匙	
熱量	120	0	0	120

單位／大卡

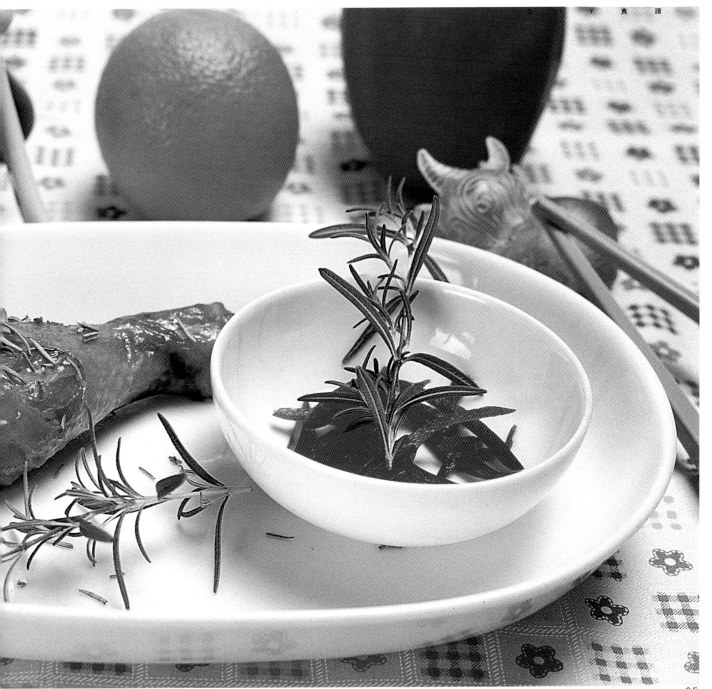

鮮肉餐

涼拌雞絲

材料◎（2人份）

雞胸肉80g、小黃瓜1條、紅甜椒少許、
黃甜椒少許、香菜一小撮

調味料◎

細砂糖1小匙、淡醬油1大匙、香油1／2小匙、
鹽2小匙、水500cc

做法◎

1：將水煮開，放入雞胸肉煮熟，約八分熟時，
　　將鹽加入水中
2：雞胸肉全熟後，撈起置涼，撥成絲狀；小黃瓜、
　　紅甜椒、黃甜椒亦洗淨切絲
3：將小黃瓜舖在盤底，再放入雞絲，紅、
　　黃甜椒絲再均勻灑在雞絲上
4：淡醬油、細砂糖攪拌均勻後，再淋於整盤雞絲上
5：最後灑上幾滴香油，加香菜裝飾即可

材料熱量表

材料	雞胸肉	小黃瓜	紅甜椒	黃甜椒	香菜	細砂糖	淡醬油	香油	鹽	水	小計
份量	80g	1條	少許	少許	一小撮	1小匙	1大匙	1／2小匙	2小匙	500c.c.	
熱量	160	8	0	0	0	8	1	0	0	0	177

單位／大卡

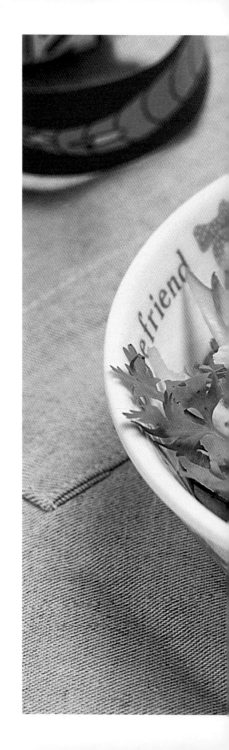

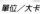

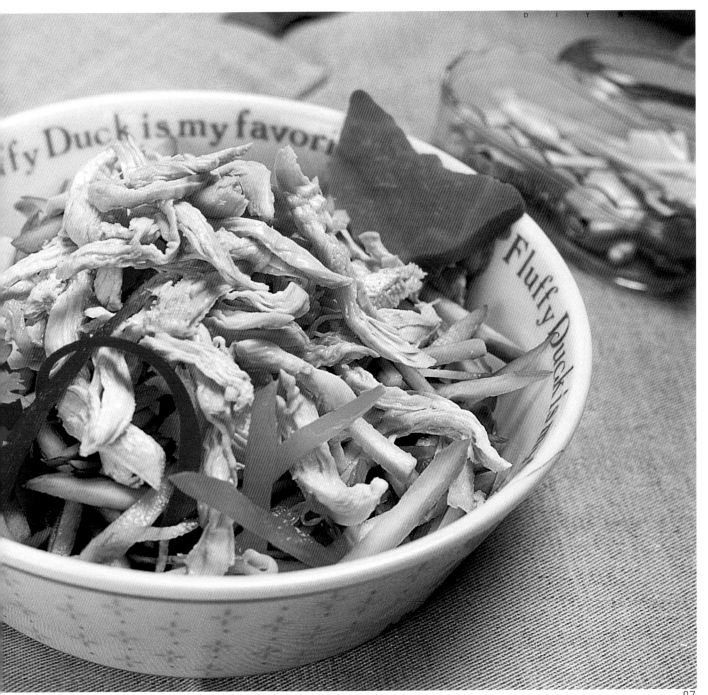

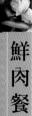

鮮肉餐

炒豆芽三絲

材料◎（3人份）
豆芽100g、火腿50g、芹菜50g、
蒜末1／2小匙

調味料◎
鹽1／2小匙、糖1／3小匙、油1小匙

做法◎
1：火腿切絲、芹菜切段備用
2：油鍋先爆香蒜末，放入芹菜拌炒，
　　再加入豆芽、火腿絲及鹽、糖等調味料快炒
3：略悶1分鐘之後，即可盛起

材料熱量表

材料	豆芽	火腿	芹菜	蒜末	鹽	糖	油	小計
份量	100g	50g	50g	1/2 小匙	1/2 小匙	1/3 小匙	1小匙	
熱量	28	50	5	0	0	3	1	87

單位／大卡

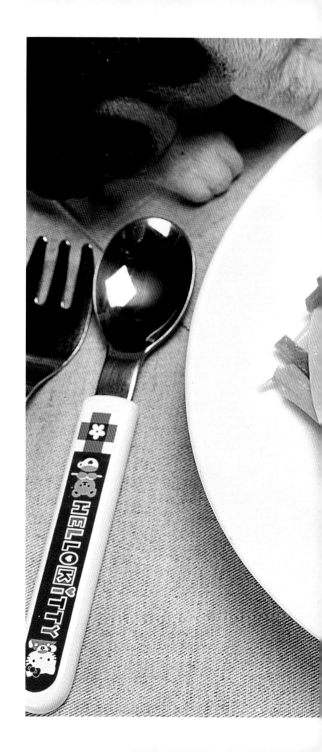

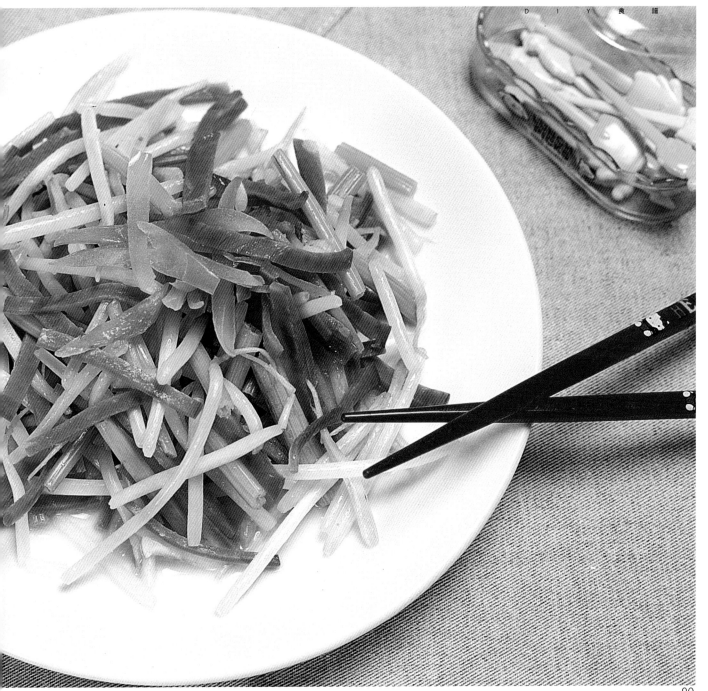

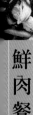

鮮肉餐

菠菜豬肝湯

材料◎（*3人份*）

菠菜100g、豬肝150g、薑2片、及蔥1支

調味料◎

鹽2小匙、糖1／3大匙、水500c.c.

做法◎

1：將菠菜洗淨瀝乾切段、薑片切絲、
　　蔥切成段

2：豬肝切成0.5公分薄片，用熱水汆燙
　　約5秒後撈起，沖水去渣滓後備用

3：薑絲放入水中煮沸，之後再將菠菜及
　　豬肝放入，一起煮滾

4：最後加入鹽、糖等調味料及蔥段即可

註：這道菜只要煮到豬肝沒有血水即可，不用煮太久

材料熱量表

材料	菠菜	豬肝	薑	蔥	鹽	糖	水	小計
份量	100g	150g	2片	1支	2小匙	1／3大匙	500c.c.	
熱量	20	180	0	0	0	20	1	220

單位／大卡

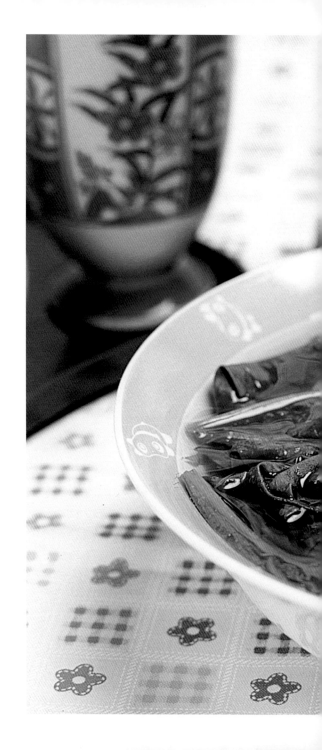

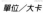

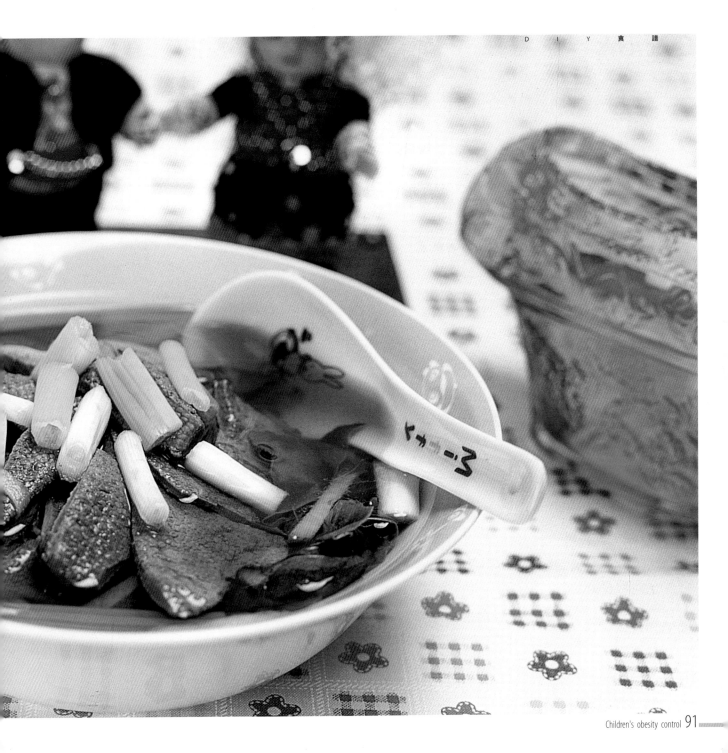

鮮肉餐

水果里肌肉（夏威夷里肌）

材料◎（4人份）

里肌肉150g、鳳梨片50g、蘋果50g、紅甜椒100g

調味料◎

醬油1小匙、酒1／4小匙、蕃茄醬1又1／2小匙、
醋1小匙、糖1小匙、太白粉2小匙、水150c.c.杯、
油1小匙

做法◎

1：將里肌肉切成適合的大小，以1／2小匙醬油、
　　酒稍微醃過後，再拍上太白粉

2：鳳梨、蘋果、甜椒洗淨，切成小片備用

3：起油鍋煎里肌肉，煎熟後，放在紙巾上，
　　將多餘的油瀝盡後，放在一旁備用

4：於鍋內放入開水，煮開後放入鳳梨、蘋果、
　　紅甜椒，煮滾後撈起備用

5：再將醬油、蕃茄醬、醋、糖、太白粉等調味料
　　放入鍋中，用小火不停攪拌至稠狀醬汁

6：將里肌肉片、鳳梨、蘋果、紅甜椒
　　一起放入醬汁中即可

材料熱量表

材料	里肌肉	鳳梨片	蘋果	紅甜椒	醬油	酒	蕃茄醬	醋	糖	太白粉	水	油	小計
份量	150y	50g	50g	100g	1／4小匙	1又1／2小匙	1小匙	1小匙	1小匙	2小匙	150c.c.	1小匙	100g
熱量	52.5	20	19	25	1	0.5	2	0.5	8	2	0	1	131.5

單位／大卡

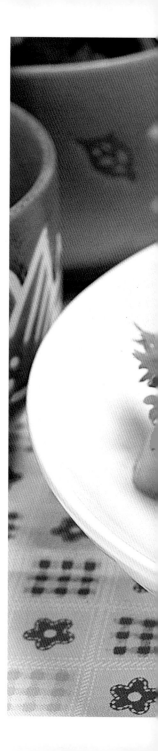

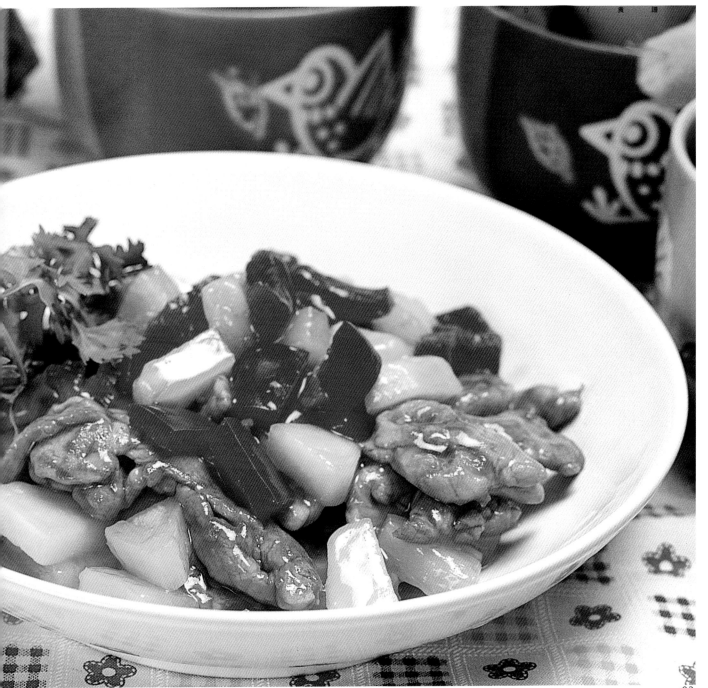

鮮肉餐

雞胸肉三明治

材料◎（2人份）

雞胸肉20g、萵苣2片、蕃茄2片、
全麥吐司3片

調味料◎

胡椒鹽少許、水500c.c.

做法◎

1：將水煮開，放入雞胸肉汆燙2分鐘
　　後撈起，放涼後，撥成絲狀

2：再將雞絲放入180度的烤箱中，
　　烤約10分鐘

3：灑上胡椒鹽後，放在吐司內

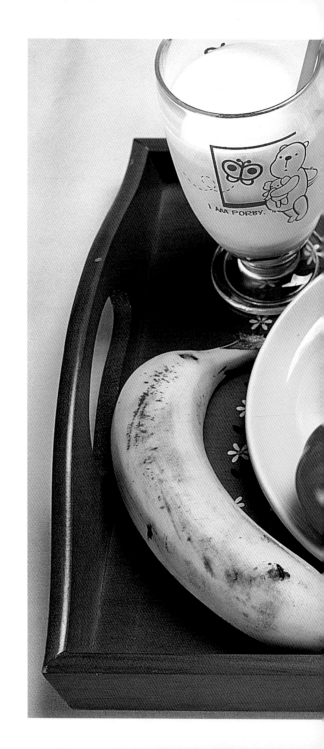

材料熱量表

材料	雞胸肉	萵苣	蕃茄	全麥吐司	胡椒鹽	水	小計
份量	20g	2片	2片	3片	少許	500c.c.	
熱量	40	0	0	105	0	0	145

單位／大卡

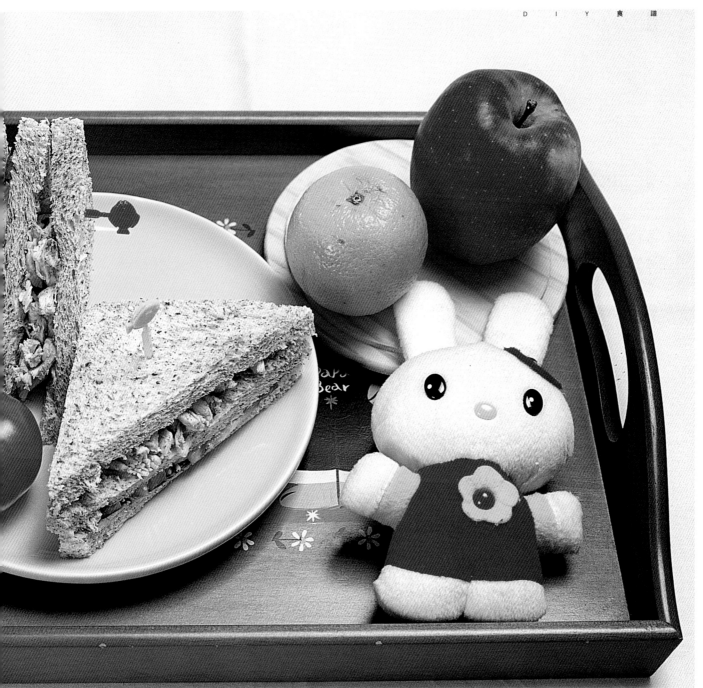

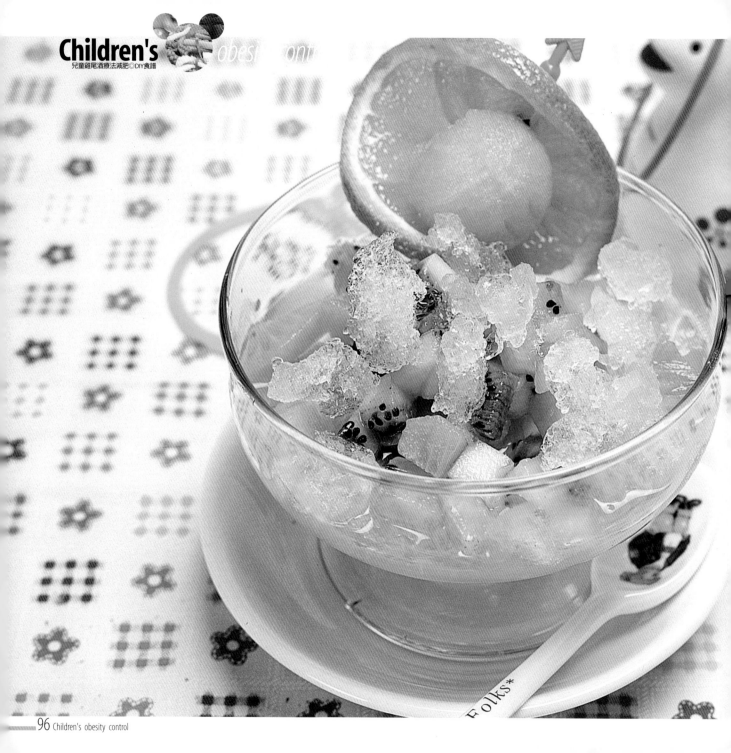

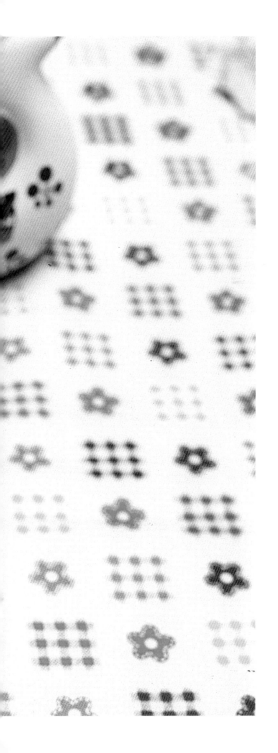

點心餐

奇異水晶

材料◎（2人份）

奇異果1顆、洋菜粉5g、水400c.c.、
果糖1／2小匙、碎冰

做法◎

1：將水加熱沸騰後，將洋菜粉放入，
　　並攪拌均勻，倒入容器，經冷卻後，
　　即成無甜味洋菜凍。
2：取40g洋菜凍，切成丁狀，舖在杯底
3：奇異果削皮洗淨，切成丁狀，
　　放在洋菜凍上
4：淋上果糖及碎冰即可

材料熱量表

材料	奇異果	洋菜粉	水	果糖	碎冰	小計
份量	1顆	5g	400c.c.	1／2小匙	少許	少許
熱量	60	0	0	2	0	62

單位／大卡

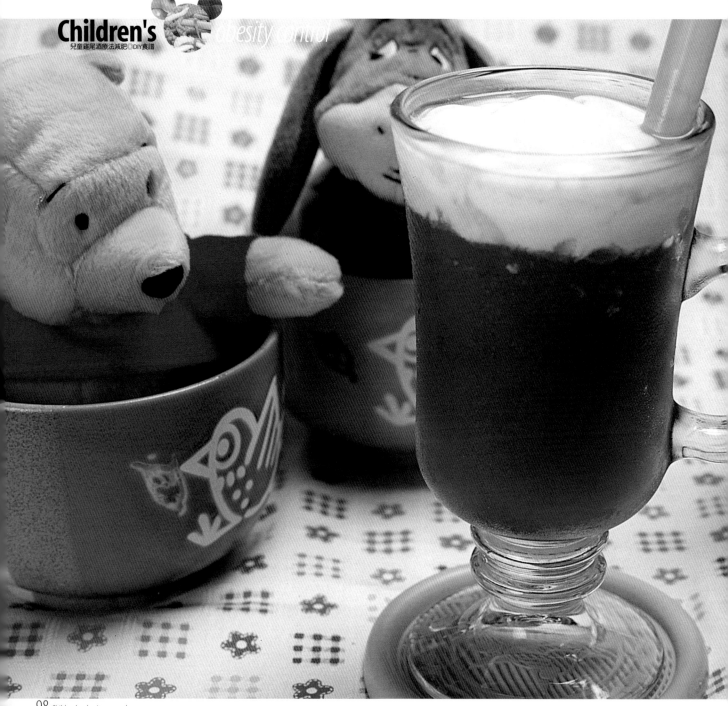

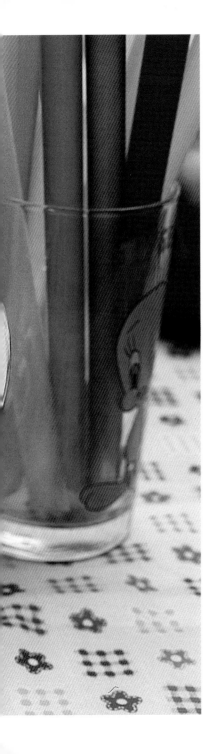

點心餐

抹茶優格冰沙

材料◎（4人份）

抹茶粉2g、水450c.c.、果糖1／2小匙、優格50g

做法◎

1：將不含甜份的抹茶粉與水調勻，
　　放入製冰容器中，置入冰箱冷凍庫結冰

2：將抹茶冰塊放入果汁機中打成泥狀，
　　加上果糖及優格即可

材料熱量表

材料	抹茶粉	水	果糖	優格	小計
份量	2g	450c.c.	1／2小匙	50g	
熱量	6.6	0	2	30	38.6

單位／大卡

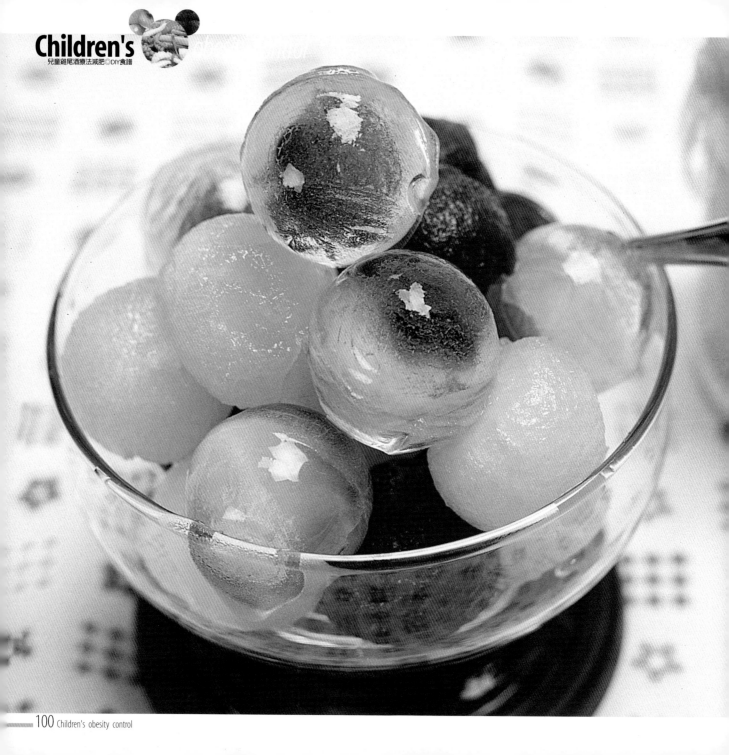

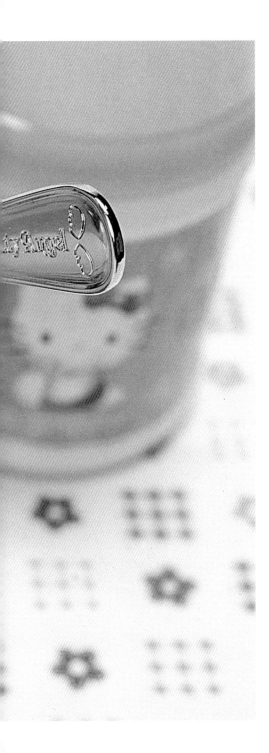

三色冰球

材料◎（3人份）

紅西瓜、小玉西瓜、抹茶

做法◎

1：利用挖球刀將西瓜挖成球狀，紅西瓜、
　　小玉西瓜各5顆

2：將不加糖的抹茶放入球形製冰容器，
　　結成冰塊之後取出與西瓜一起放置在杯子裡

註：西瓜本身已有甜味，故無需再加任何糖份

材料熱量表

材料	紅西瓜	小玉	西瓜	抹茶	小計
份量	5球	5球	少許	少許	
熱量	2	2	1	5	10

單位／大卡

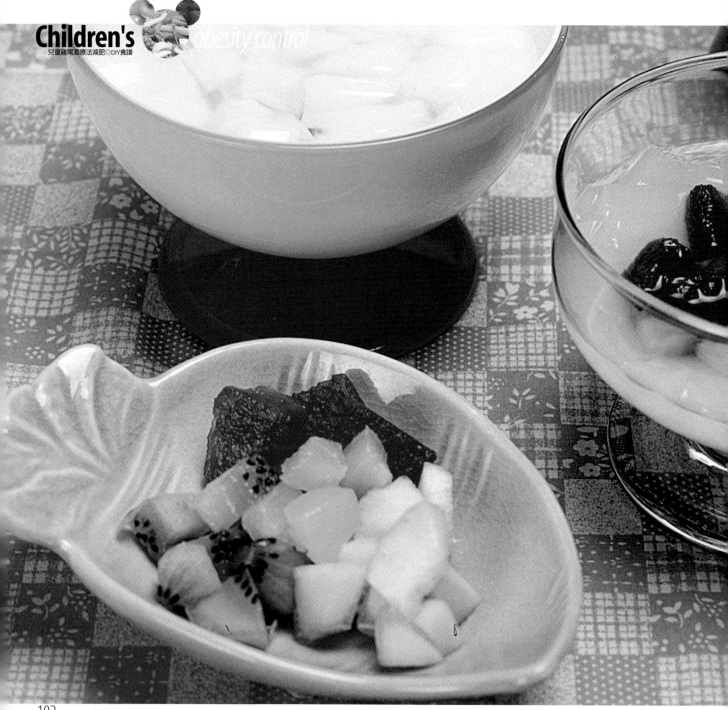

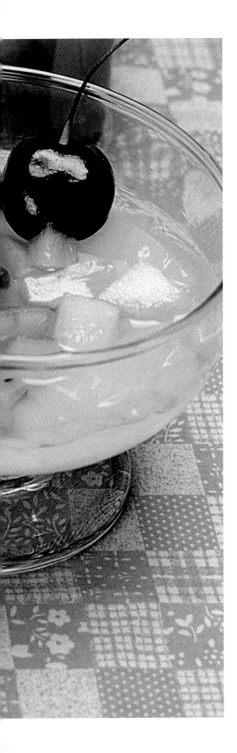

點心餐

杏仁果凍

材料◎（*3人份*）

杏仁粉20g、洋菜粉5g、水400c.c.、
西瓜1片、香瓜1片、鳳梨1片、果糖1／2小匙

做法◎

1：將水加熱沸騰後，將洋菜粉放入，
　　並攪拌均勻，再經沸騰後，加入無糖的
　　杏仁粉，倒入容器，經冷卻後，即成杏仁凍
2：西瓜、香瓜、鳳梨切丁備用
3：杏仁凍和水果丁拌勻，加入些許果糖即可

材料熱量表

材料	杏仁粉	洋菜粉	水	西瓜	香瓜	鳳梨	果糖	小計
份量	20g	5g	400c.c.	1片	1片	1片	1／2小匙	
熱量	51	0	0	0	0	0	2	53

單位／大卡

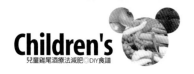
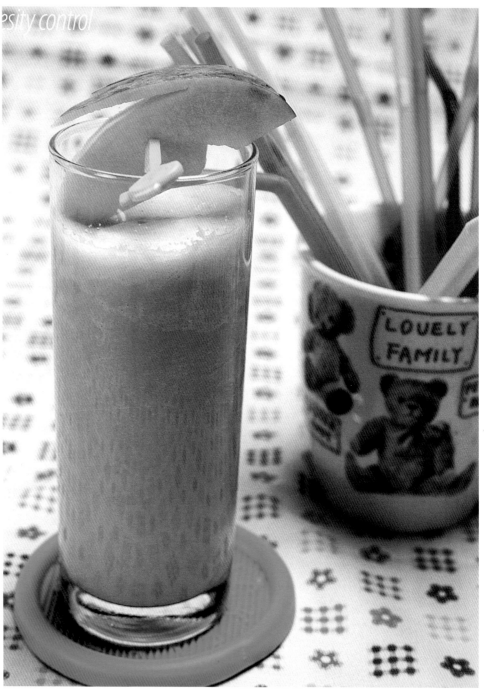

蘋果奶昔

材料◎（3人份）

蘋果100g、低脂牛奶60g、低脂冰淇淋50g

做法◎

1：蘋果去皮切片，放入果汁機，
　　加入牛奶，打成果汁
2：再放入冰淇淋打成濃稠狀，即成奶昔

註：因低脂冰淋淇已含有甜份，勿需再加糖

材料熱量表

材料	蘋果	低脂牛奶	低脂冰淇淋	小計
份量	100g	60g	50g	
熱量	39	30	44	113

單位／大卡

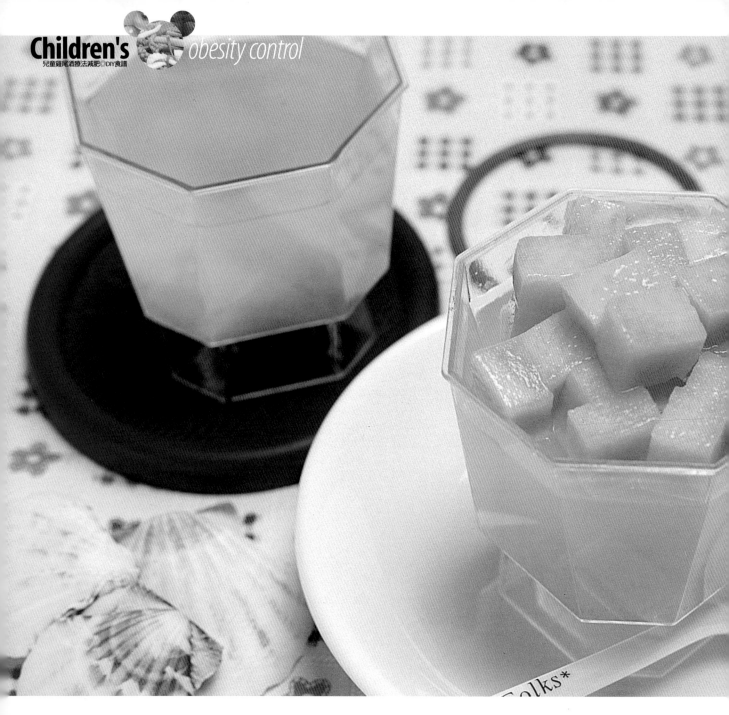

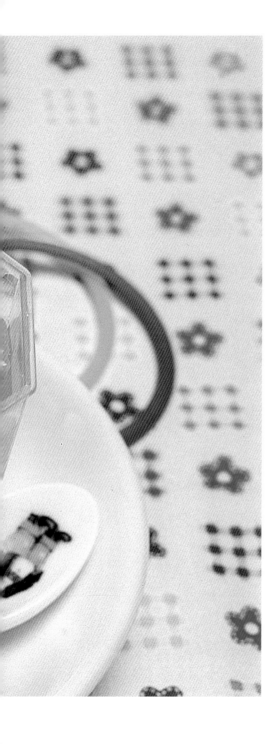

點心餐

芒果凍

材料◎（3人份）

芒果20g、洋菜粉5g、水400c.c.果糖1小匙

做法◎

1：將芒果切成丁狀，舖在容器底部

2：水加熱沸騰後，將洋菜粉放入，
　　並攪拌均勻，同時加入果糖，
　　再分裝倒入裝有芒果丁的容器內

3：冷卻後即可食用

註：水果種類可以小朋友喜好而定，但若是甜份或熱量較高的水果，取用
　　的分量不宜太多。

材料熱量表

材料	芒果	洋菜粉	水果	糖	小計
份量	20g	5g	400c.c.	1小匙	
熱量	4	0	0	2	6

單位／大卡

成人的理想體重範圍

身高（公分）	理想體重（公斤）	身高（公分）	理想體重（公斤）
145	41.5-51.0	166	54.5-66.5
146	42.0-51.5	167	55.0-67.5
147	43.0-52.0	168	56.0-68.5
148	43.5-53	169	56.5-69.0
149	44.0-53.5	170	57.0-70.0
150	44.5-54.5	171	58.0-71.0
151	45.0-55.0	172	58.5-71.5
152	46.0-56.0	173	59.0-72.5
153	46.5-57.0	174	60.0-73.5
154	47.0-57.5	175	60.5-74.0
155	47.5-58.5	176	61.5-75.0
156	48.0-59.0	177	62.0-76.0
157	49.0-59.5	178	62.5-76.5
158	49.5-60.5	179	63.5-77.5
159	50.0-61.0	180	64.0-78.5
160	50.5-62.0	181	65.0-79.5
161	51.5-62.5	182	65.5-80.0
162	52.0-63.5	183	66.0-81.0
163	53.0-64.5	184	67.0-82.0
164	53.5-65.0	185	68.0-83.0
165	54.0-66.0	186	68.5-84.0

資料來源：行政院衛生署

常見食品熱量表——調味料類

品名	份量	熱量（千卡）	品名	份量	熱量（千卡）
米酒	一大匙	20	奶油	小盒包裝	90
奶精球	10克	50	甜不辣醬	10克	25
白醋	一大匙	2	水果醬	15克	70
甜辣醬	10克	17	花生醬	15克	45
黑醋	一大匙	微量	蜂蜜醬	10克	40
沙拉油	10克	90	草莓醬	15克	60
麵粉	30克	105	蕃茄醬	10克	17.5
鹽	一匙	0	沙茶醬	127克	845
咖哩塊	120克	350	粉狀奶精	6克	25
味精	一匙	0	沙拉醬	200克	900
醬油	10克	4	砂糖	8克	32.5

常見食品熱量表——飲品類

品名	份量	熱量（千卡）	品名	份量	熱量（千卡）
冰泡沫紅茶	一杯	60	椰子汁	410c.c	180
奧利多	150c.c	90	統一鮮奶酪	120克	185
冰珍珠奶茶	一杯	60	冰淇淋餅乾	75克	180
舒跑	350c.c	200	咖啡凍（含奶精）	130克	130
蛋蜜汁	一杯	140	果汁冰棒	一支	80
金桔檸檬	340c.c	150	統一多多	180c.c	180
加糖麥茶	一杯	40	盒裝鑽石冰	一個	260
檸檬愛玉	一罐	160	養樂多	100c.c	100
布丁豆花	一碗	160	小美冰淇淋	100克	200
伯朗咖啡	250c.c	100	果汁調味乳	180c.c	130
水果果凍	260克	130	杜老爺甜筒	一個	290
老虎牙子	350c.c	140	脫脂牛奶	250c.c	80
統一布丁	200克	190	巧克力雪糕	一個	280
薄荷茶	一杯	60	香豆奶	250c.c	150
高纖椰果	200克	50	布丁雪糕	一個	200

品名	份量	熱量（千卡）	品名	份量	熱量（千卡）
咖啡調味乳	250c.c	120	綠豆湯	350克	220
四果冰	400克	350	芭樂汁	900c.c	510
優酪乳	230c.c	180	熱可可	375c.c	180
牛奶花生	340克	600	蘆筍汁	250c.c	90
優格	100克	65	三合一咖啡	12克	50
紅豆粉粿	260克	300	酸梅湯	375c.c	190
米漿	500c.c	180	芝麻奶茶	一杯	315
八寶粥	380克	330	冬瓜茶	250c.c	90
仙草蜜	300c.c	80	綠豆粉圓	一碗	200
三合一麥片	28克	121	葡萄汽水	355c.c	190
果菜汁	300c.c	170	紅豆湯圓	一碗	200
地瓜芋丸甜湯	一杯	130	可口可樂	355c.c	150
蕃茄汁	300c.c	60	健怡可口可樂	355c.c	4
燒仙草	一杯	150	雪碧汽水	355c.c	135
柳橙汁	900c.c	510	檸檬 C 飲料	160c.c	70

常見食品熱量表——酒類

品名	份量	熱量（千卡）	品名	份量	熱量（千卡）
開胃酒	一杯	65	紹興酒	600c.c	600
陽生龜鹿藥酒	500c.c	958	台灣啤酒	355c.c	90
威士忌	500c.c	1190	高梁酒	300c.c	810
烏梅酒	600c.c	1150	黑啤酒	360c.c	150
蔘茸酒	300c.c	575	玫瑰紅酒	600c.c	425
黃酒	600c.c	600	白葡萄酒	600c.c	425
保力達 B	一瓶	300			

常見食品熱量表——湯品類

品名	份量	熱量（千卡）	品名	份量	熱量（千卡）
酸辣湯	一碗	155	苦瓜鳳梨雞湯	一碗	175
魚丸湯	七顆	155	四神湯	一碗	110
鴨肉湯	一碗	35	藥燉紅燒鰻湯	一碗	355
蛋花湯	一碗	75	紫菜湯	一碗	10
冬瓜湯	一碗	45			

常見食品熱量表──水果類

品名	份量	熱量（千卡）	品名	份量	熱量（千卡）
柚子	700克	155	小玉西瓜	2400克	430
西瓜	410克	80	楊桃	310克	100
木瓜	390克	85	哈蜜瓜	901克	120
棗子	70克	30	李子	100克	40
橘子	200克	65	鳳梨	240克	70
芭樂	215克	70	香瓜	500克	160
香蕉	370克	295	草莓	85克	30
奇異果	100克	60	水梨	210克	80
蘋果	120克	60	火龍果	250克	45
蕃茄	70克	20	西洋梨	265克	120
葡萄	350克	170	甘蔗	130克	60
葡萄柚	410克	145	山竹	75克	10
青蘋果	165克	80	百香果	100克	45
釋迦	350克	160	蓮霧	270克	70
柿子	200克	120			

常見食品熱量表——生鮮食品類

品名	份量	熱量（千卡）	品名	份量	熱量（千卡）
蟹黃	100克	125	魷魚	200克	275
玉米粒	300克	420	青椒	100克	25
里肌肉片	75克	110	柳葉魚	50克	80
四季豆	100克	35	小白菜	115克	29
五花肉	100克	300	蝦仁	140克	255
茼蒿	80克	25	高麗菜	300克	110
小腸	70克	95	金線魚	210克	330
毛豆仁	130克	205	茄子	220克	75
牛肋排	8盎司	440	生鮭魚	125克	195
大頭菜	420克	105	生香菇	五片	14
雞胸肉	120克	220	螃蟹	215克	55
白蘿蔔	500克	125	金菇	一把	35
雞腿	一支	300	雪螺肉	140克	130
菠菜	198克	65	A菜	一盤	25
生蚵	130克	110	乾蝦仁	20克	110
洋蔥	280克	70	馬鈴薯	178克	140
甜不辣	50克	100	花枝肉	110克	150
空心菜	170克	50	碗豆仁	60克	50

常見食品熱量表──西式點心類

品名	份量	熱量（千卡）	品名	份量	熱量（千卡）
蔥麵包	60克	230	奶油泡芙	30克	100
檸檬雪坊	98克	355	培根蔥麵包	102克	345
厚片土司	一個	140	水果泡芙	50克	130
花生蛋糕	70克	300	火腿麵包	64克	255
奶油麵包	一個	270	蛋塔	95克	255
三角起酥	66克	385	熱狗卷麵包	一個	300
椰子麵包	一個	270	起酥	90克	440
金三角玉米	156克	510	甜甜圈	一個	150
花生夾心麵包	一個	300	布丁蛋糕	162克	400
金三角鮪魚	116克	440	肉鬆麵包	100克	360
肉鬆三明治	112克	330	蘋果麵包	96克	280
花生麵包	一個	300	花生厚片土司	一個	275
鮪魚三明治	88克	310	老婆餅	60克	250
蔥、肉鬆麵包	一個	360	巧克力麵包	一個	260
沙拉麵包	125克	380	芋泥餅	62克	200
紅豆麵包	一個	280	烤蒜泡土司	一片	185
巧克力泡芙	50克	120	芝麻餅乾	80克	350
椰子夾心麵包	一個	300	銅鑼燒	80克	152

常見食品熱量表——中式點心類

品名	份量	熱量（千卡）	品名	份量	熱量（千卡）
蛋餅	235克	255	豆腐乳	15克	30
寧波年糕	500克	1170	紅豆酥餅	一個	240
叉燒包	115克	160	當歸鴨	一份	75
紅豆年糕	390克	905	韭菜盒子	一個	260
糯米腸	80克	150	牛肉細粉	一份	425
紫米糕	135克	210	雙胞胎	45克	240
豬血糕	100克	235	蔥油餅	1／4片	225
炒烏龍麵	250克	400	烤玉米	一支	435
蚵仔煎	一份	380	花生豆花	一份	180
甜年糕	380克	880	肉粽	一個	350
當歸鴨麵線	一份	240	蘿蔔絲餅	一份	230
甜糯年糕	150克	260	烤花枝丸	60克	125
刈包	一個	340	碗粿	一個	140
油飯	180克	320	蜜煉鴨脖子	135克	130
花生豬血糕	一個	115	鍋貼	三個	170
咖哩餃	一個	245	廣東粥	一碗	395
擔仔麵	一碗	310	豆沙包	一個	215
牛肉餡餅	一個	185	統一滿漢大餐	一碗	640

品名	份量	熱量（千卡）	品名	份量	熱量（千卡）
小麥饅頭	一個	280	肉包	一個	225
王子麵	60克	280	蝦仁炒飯	一份	550
紅龜糕	100克	235	燒餅油條	一份	415
維力炸醬麵	90克	480	白飯	200克	280
燒餅	一個	185	麻醬麵	一碗	285
三寶便當	一份	640	稀飯	250克	140
菜包	一個	200	榨菜肉絲麵	一碗	400
蜜汁豬排飯	一份	530	蘿蔔乾	15克	10
花捲	一個	300	乾麵	一碗	185
雞腿飯	一份	700	海帶結燒肉	90克	160
鹹豆漿	一碗	190	餛飩麵	一碗	460
魚排飯	一份	555	滷雞翅	65克	115
油條	一條	230	炸醬麵	一碗	385
咖哩飯	一份	585	滷雞腿	225克	450
白饅頭	一個	280	牛肉麵	一碗	540
牛腩飯	一份	575	咖哩雞腿	105克	195
飯糰	一個	275	魷魚羹麵	一碗	370
雞腿飯	一份	645	烤鴨	30克	75

國立中央圖書館出版品預行編目資料

兒童雞尾酒療法減肥=Children´s obesity control
／劉伯恩‧簡文香作.-出版-台北市：
晴易文坊媒體行銷, 2001【民90】面：20×21.
（減肥放輕鬆系列；2）
ISBN 957-30278-1-X（平裝）

ISBN　957-30278-1-x　　　　（平裝）

1.減肥 2.食譜

411.35　　　　　　　　　　90011114

減肥放輕鬆系列-002
《兒童雞尾酒療法減肥》
別再叫我小胖子！

作　　者	劉伯恩‧簡文香‧楊承業
攝　　影	楊承業‧wisely CHAI、陳再興等
主　　編	楊逢元‧楊建湘
美術設計	Max Sun
發 行 所	晴易文坊媒體行銷有限公司
發 行 人	石育鐘
地　　址	台北市復興南路一段44號10樓之3
電　　話	02-2772-1525
傳　　真	02-2772-1526
e - m a i l	next.media@msa.hinet.net
網　　址	www.sunbook.com.tw
郵政劃撥	帳號：19587854
	戶名：晴易文坊媒體行銷有限公司
總 經 銷	紅螞蟻圖書有限公司
	電話：02-2657-0132
	傳真：02-2799-5284
製版印刷	永光彩色印刷股份有限公司
出版日期	2001年10月31日
定　　價	280元

紅燒蒟蒻蘿蔔

材料　蒟蒻200g、白蘿蔔半條、紅蘿蔔半條、排骨50g、
　　　蔥花少許

調味料　醬油2小匙、開水4碗

做法　1：排骨先用熱水汆燙後備用 2：蒟蒻洗淨後切塊
　　　3：白蘿蔔、紅蘿蔔削皮、洗淨後，切成塊狀
　　　4：開水煮開後放入滷肉包，5分鐘之後取出
　　　5：再放入白蘿蔔、紅蘿蔔、排骨、蒟蒻
　　　6：加上醬油 7：小火慢燉30分鐘後，置涼
　　　8：放入盤中，灑上蔥花

蝦仁蒟蒻沙拉

材料　蝦仁50g、蒟蒻50g、聖女蕃茄5個、荷蘭芹半小截
　　　小黃瓜半條

調味料　果醋1匙、淡醬油1匙

做法　1：將蝦仁洗淨、去腸泥
　　　2：蒟蒻切成薄片狀
　　　3：小黃瓜、蕃茄切丁備用
　　　4：將蝦仁、蒟蒻、小黃瓜、蕃茄及荷蘭芹均勻攪
　　　　　拌，再加入果醋、淡醬油調味即成。

蒟蒻炒蘆筍

材料　蘆筍100g、蒟蒻100g、紅色甜椒、黃色甜椒各少許

調味料　橄欖油1小匙、鹽1／2匙、鮮雞精粉1／2匙

做法　1：將蘆筍前端較粗部份切除，洗淨後切段
　　　2：紅色及黃色甜椒切成絲備用
　　　3：蒟蒻洗淨斜切出花紋，並切成條狀
　　　4：在鍋內放入橄欖油，再放入蘆筍、蒟蒻，
　　　　　大火快炒1分鐘之後，加入鹽、鮮雞精粉即可

蒟蒻烏龍麵

材料　蒟蒻100g、烏龍麵80g、魚板2片、香菇2朵、綠色花
　　　椰10g、金針菇一小把、紅蘿蔔1片

調味料　柴魚醬油2大匙、開水1又1／2碗、鹽1小匙

做法　1：蒟蒻切成絲狀
　　　2：香菇、金針菇洗淨，去蒂
　　　3：綠色花椰菜洗淨，切小塊
　　　4：開水煮開後，放入蒟蒻、烏龍麵
　　　5：滾開之後，再放入魚板、香菇、綠色花椰菜、金
　　　　　針菇 6：再滾開之後，加入柴魚醬油調味即可

蒟蒻涼麵

材料　蒟蒻麵條200g、小黃瓜20g、紅蘿蔔20g、
　　　蛋1顆取10g蛋絲

調味料　柴魚醬油2大匙、野菜香鬆少許、油1小匙

做法　1：小黃瓜、紅蘿蔔切絲備用
　　　2：蛋打勻，放入鍋中煎成蛋皮，待涼後，切成絲狀
　　　3：將柴魚醬油淋在蒟蒻涼麵、小黃瓜絲、紅蘿蔔絲
　　　　　蛋絲等材料上，攪拌均勻即可

紫氣東來湯

材料　紫菜10g、蒟蒻小卷半盒、蛤蜊100g、豬腿肉50g、蝦
　　　仁30g、柴魚1小撮

調味料　鹽1小匙、開水3碗

做法　1：開水燒開，加入柴魚，5分鐘之後，將柴魚撈起，
　　　　　即成柴魚高湯
　　　2：蛤蜊吐沙後，以滾水燙熱，取出肉
　　　3：豬腿肉、蝦仁分別煮熟，豬腿肉並切成絲
　　　4：將蛤蜊肉、豬腿肉絲、蝦仁、蒟蒻、紫菜等材
　　　　　料，放入柴魚高湯內，加鹽調味後，即可熄火

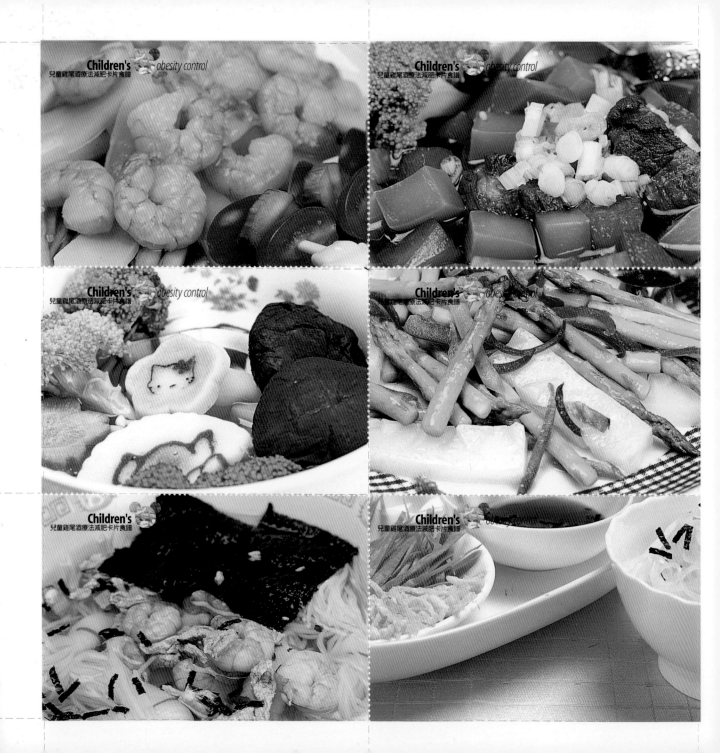

香菇鑲豆腐

材料　豆腐1／2塊、低脂絞肉100g、新鮮香菇8朵、薑1片、蛋1個取蛋白部份、青豆25g、紅蘿蔔25g

調味料　鹽1小匙

做法　1：以紙巾包住豆腐，摀乾水分並搗碎　2：香菇去蒂，蛋取蛋白部分備用　3：薑、青豆、紅蘿蔔切碎　4：低脂絞肉中加入少許鹽，再將豆腐、青豆、紅蘿蔔、薑末、蛋白等材料，全部攪拌均勻　5：將攪拌均勻的材料，平均放在香菇內側，並以湯匙輕壓成球狀　6：放入蒸籠蒸10分鐘即可

蔥燒豆腐

材料　嫩豆腐1塊、蔥2支、竹筍5片

調味料　醬油1又1／2小匙、糖1／2小匙、水60c.c.、橄欖油1小匙、太白粉1小匙

做法　1：先將竹筍燙熟
　　　2：將蔥洗淨切段，嫩豆腐切成片狀
　　　3：鍋內加入橄欖油，將蔥爆香後，加入水、醬油、糖等調味料煮沸
　　　4：最後再加入嫩豆腐約煮6分鐘即可

涼拌海帶芽豆腐

材料　海帶芽80g、豆腐1／2塊、柴魚片4g

調味料　柴魚醬油1／2匙

做法　1：海帶芽洗淨汆燙，瀝乾多餘水份
　　　2：豆腐也切成塊狀
　　　3：豆腐放置於盤底，再放上海帶芽，淋上柴魚醬油，最後再放上柴魚片
　　　4：等要食用的時候，再全部混合拌勻即可

小魚乾豆腐湯

材料　豆腐1／2塊、小魚乾50g、白蘿蔔100g、豆苗少許

調味料　味噌1又1／2大匙、水600c.c.

做法　1：小魚乾洗淨，加水煮30分鐘
　　　2：豆腐切成小塊狀，白蘿蔔切小塊
　　　3：在步驟1的材料中，加入白蘿蔔，煮滾後，撈出浮油，並將白蘿蔔煮至變軟
　　　4：放入味噌煮至溶化，煮開後，加入豆苗，即可熄火

蕃茄豆腐盅

材料　蕃茄2顆、小黃瓜20g、豆腐40g、白煮蛋1／4顆、火腿10g

調味料　鹽1／2小匙

做法　1：將蕃茄蒂頭一端略微切平，並對切成六瓣，將籽挖空，使成一缽狀
　　　2：小黃瓜、豆腐、火腿等材料切丁
　　　3：白煮蛋去殼，將蛋白與蛋黃切成丁狀，並與小黃瓜、豆腐、火腿丁加鹽攪拌均勻
　　　4：將混合的材料，填入蕃茄內

生菜三鬆

材料　萵苣2片、三色蔬菜（玉米、紅蘿蔔、青豆）120g、豆腐1／4塊、肉鬆2g

調味料　鹽1小匙、開水3碗

做法　1：萵苣洗淨瀝乾，修剪成小圓片
　　　2：豆腐切成丁狀，三色蔬菜燙過，瀝乾
　　　3：將豆腐、三色蔬菜輕拌，放置於萵苣葉片內，再加上肉鬆即可

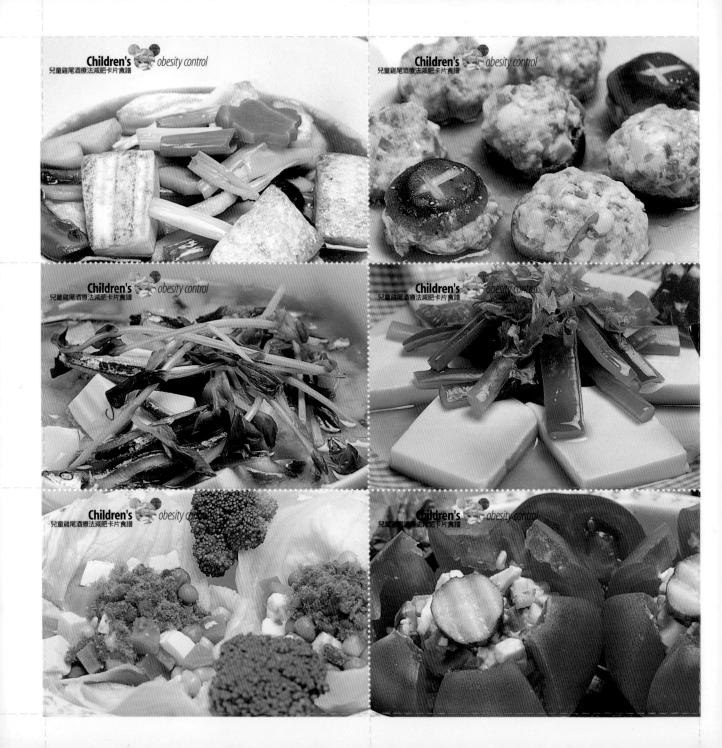

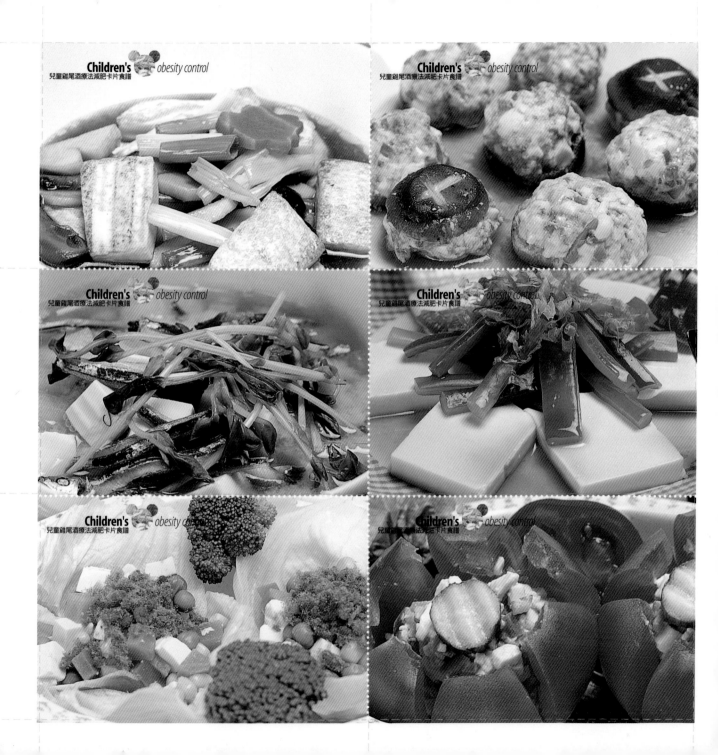

香菇鑲豆腐

材料 豆腐1／2塊、低脂絞肉100g、新鮮香菇8朵、薑1片、蛋1個取蛋白部份、青豆25g、紅蘿蔔25g

調味料 鹽1小匙

做法
1：以紙巾包住豆腐，擠乾水分並搗碎 2：香菇去蒂，蛋取蛋白部份備用 3：薑、青豆、紅蘿蔔切碎 4：低脂絞肉中加入少許鹽，再將豆腐、青豆、紅蘿蔔、薑末、蛋白等材料，全部攪拌均勻 5：將攪拌均勻的材料，平均放在香菇內側，並以湯匙輕壓成球狀 6：放入蒸籠蒸10分鐘即可

蔥燒豆腐

材料 嫩豆腐1塊、蔥2支、竹筍5片

調味料 醬油1又1／2小匙、糖1／2小匙、水60c.c.、橄欖油1小匙、太白粉1小匙

做法
1：先將竹筍燙熟
2：將蔥洗淨切段，嫩豆腐切成片狀
3：鍋內加入橄欖油，將蔥爆香後，加入水、醬油、糖等調味料煮沸
4：最後再加入嫩豆腐約煮6分鐘即可

涼拌海帶芽豆腐

材料 海帶芽80g、豆腐1／2塊、柴魚片4g

調味料 柴魚醬油1／2匙

做法
1：海帶芽洗淨汆燙，瀝乾多餘水份
2：豆腐也切成塊狀
3：豆腐放置於盤底，再放上海帶芽，淋上柴魚醬油，最後再放上柴魚片
4：等要食用的時候，再全部混合拌勻即可

小魚乾豆腐湯

材料 豆腐1／2塊、小魚乾50g、白蘿蔔100g、豆苗少許

調味料 味噌1又1／2大匙、水600c.c.

做法
1：小魚乾洗淨，加水煮30分鐘
2：豆腐切成小塊狀，白蘿蔔切小塊
3：在步驟1的材料中，加入白蘿蔔，煮滾後，撈出浮油，並將白蘿蔔煮至變軟
4：放入味噌煮至溶化，煮開後，加入豆苗，即可熄火

蕃茄豆腐盅

材料 蕃茄2顆、小黃瓜20g、豆腐40g、白煮蛋1／4顆、火腿10g

調味料 鹽1／2小匙

做法
1：將蕃茄蒂頭一端略切平，並對切成六瓣，將籽挖空，使成一缽狀
2：小黃瓜、豆腐、火腿等材料切丁
3：白煮蛋去殼，將蛋白與蛋黃切成丁狀，並與小黃瓜、豆腐、火腿丁加鹽攪拌均勻
4：將混合的材料，填入蕃茄內

生菜三鬆

材料 萵苣2片、三色蔬菜（玉米、紅蘿蔔、青豆）120g、豆腐1／4塊、肉鬆2g

調味料 鹽1小匙、開水3碗

做法
1：萵苣洗淨瀝乾，修剪成小圓片
2：豆腐切成丁狀，三色蔬菜燙過，瀝乾
3：將豆腐、三色蔬菜輕拌，放置於萵苣菜片內，再加上肉鬆即可

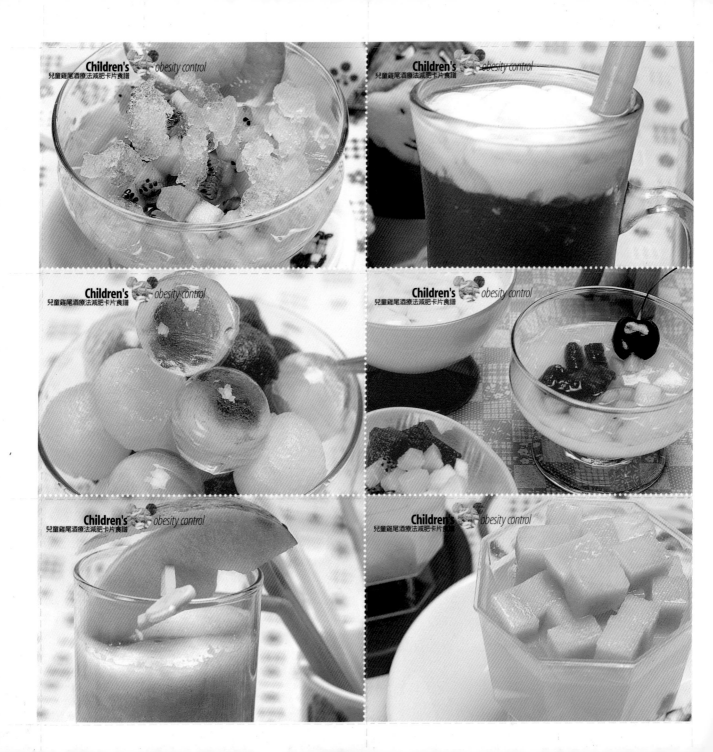

抹茶優格冰沙

材料　抹茶粉2g、水450c.c.、果糖1/2小匙、優格50g

做法　1：將不含甜份的抹茶粉與水調勻，
　　　　　放入製冰容器中，置入冰箱冷凍庫結冰
　　　　2：將抹茶冰塊放入果汁機中打成泥狀，加上果糖及
　　　　　優格即可

奇異水晶

材料　奇異果1顆、洋菜粉5g、水400c.c.、碎冰
　　　果糖1/2小匙

做法　1：將水加熱沸騰後，將洋菜粉放入，並攪拌均勻，
　　　　　倒入容器，經冷卻後，即成無甜味洋菜凍。
　　　　2：取40g洋菜凍，切成丁狀，舖在杯底
　　　　3：奇異果削皮洗淨，切成丁狀，放在洋菜凍上
　　　　4：淋上果糖及碎冰即可

杏仁果凍

材料　杏仁粉20g、洋菜粉5g、水400c.c.、西瓜1片、
　　　香瓜1片、鳳梨1片、果糖1/2小匙

做法　1：將水加熱沸騰後，將洋菜粉放入，並攪拌均勻，
　　　　　再經沸騰後，加入無糖的杏仁粉，倒入容器，經
　　　　　冷卻後，即成杏仁凍
　　　　2：西瓜、香瓜、鳳梨切丁備用
　　　　3：杏仁凍和水果丁拌勻，加入些許果糖即可

三色冰球

材料　紅西瓜、小玉西瓜、抹茶
　　　柴魚醬油2大匙、開水1又1/2碗、鹽1小匙

做法　1：利用挖球刀將西瓜挖成球狀，紅西瓜、
　　　　　小玉西瓜各5顆
　　　　2：將不加糖的抹茶放入球形製冰容器，結成冰塊
　　　　　之後取出與西瓜一起放置在杯子裡

芒果凍

材料　芒果20g、洋菜粉5g、水400c.c.、果糖1小匙

做法　1：將芒果切成丁狀，舖在容器底部
　　　　2：水加熱沸騰後，將洋菜粉放入，並攪拌均勻，
　　　　　同時加入果糖，再分裝倒入裝有芒果丁的容器內
　　　　3：冷卻後即可食用

蘋果奶昔

材料　蘋果100g、低脂牛奶60g、低脂冰淇淋50g

做法　1：蘋果去皮切片，放入果汁機，加入牛奶，打成果汁
　　　　2：再放入冰淇淋打成濃稠狀，即成奶昔

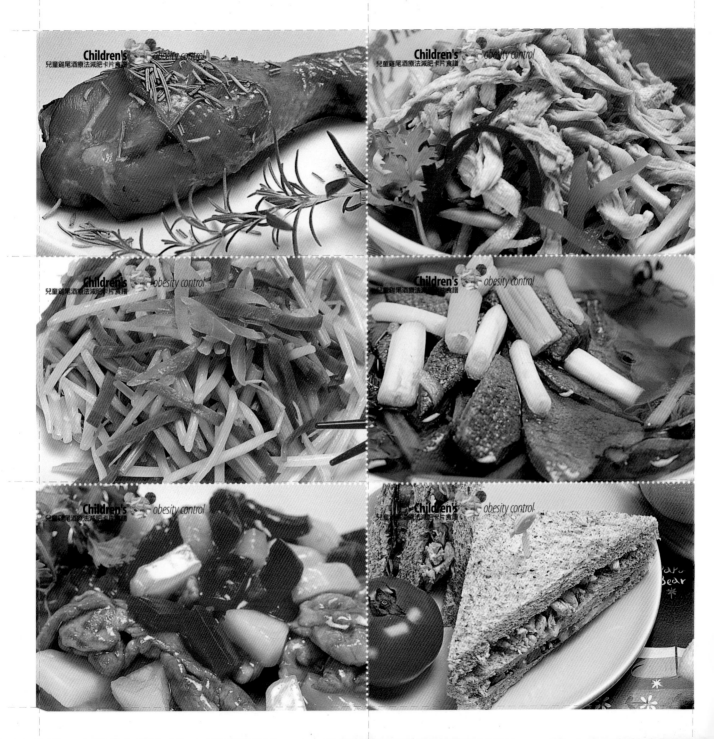

涼拌雞絲

材料 雞胸肉80g、小黃瓜1條、紅甜椒少許、黃甜椒少許、香菜一小撮

調味料 細砂糖1小匙、淡醬油1大匙、香油1／2小匙、鹽2小匙、水500cc

做法 1：將水煮開，放入雞胸肉煮熟，約八分熟時，將鹽加入水中
2：雞胸肉全熟後，撈起置涼，撥成絲狀；小黃瓜、紅甜椒、黃甜椒亦洗淨切絲 3：將小黃瓜舖在盤底，再放入雞絲，紅、黃甜椒絲再均勻灑在雞絲上 4：淡醬油、細砂糖攪拌均勻後，再淋於整盤雞絲上 5：最後灑上幾滴香油，加香菜裝飾即可

迷迭香烤雞腿

材料 雞小腿1隻、生迷迭香1小段

調味料 鹽1小匙

做法 1：雞腿洗淨，用刀在腿肉上，劃開數道，並塞入迷迭香葉
2：在雞腿外側輕灑少許鹽巴
3：烤箱設定在150度，將雞腿放入烤箱烤30分鐘

菠菜豬肝湯

材料 菠菜100g、豬肝150g、薑2片、及蔥1支

調味料 鹽2小匙、糖1／3大匙、水500c.c.

做法 1：將菠菜洗淨瀝乾切段、薑片切絲、蔥切成段
2：豬肝切成0.5公分薄片，用熱水汆燙約5秒後撈起，沖水去渣滓後備用
3：薑絲放入水中煮沸，之後再將菠菜及豬肝放入，一起煮滾
4：最後加入鹽、糖等調味料及蔥段即可

炒豆芽三絲

材料 豆芽100g、火腿50g、芹菜50g、蒜末1／2小匙

調味料 鹽1／2小匙、糖1／3小匙、油1小匙

做法 1：火腿切絲、芹菜切段備用
2：油鍋先爆香蒜末，放入芹菜拌炒，再加入豆芽、火腿絲及鹽、糖等調味料快炒
3：略悶1分鐘之後，即可盛起

雞胸肉三明治

材料 雞胸肉20g、萵苣2片、番茄2片、全麥吐司3片

調味料 胡椒鹽少許、水500c.c.

做法 1：將水煮開，放入雞胸肉汆燙2分鐘後撈起，放涼後，撥成絲狀
2：再將雞絲放入180度的烤箱中，烤約10分鐘
3：灑上胡椒鹽後，放在吐司內

水果里肌肉

材料 里肌肉150g、鳳梨片50g、蘋果50g、紅甜椒100g

調味料 醬油1小匙、酒1／4小匙、番茄醬1又1／2小匙、醋1小匙、糖1小匙、太白粉2小匙、水150c.c.杯、油1小匙

做法 1：將里肌肉切成適合的大小，以1／2小匙醬油、酒稍微醃過後，再拍上太白粉 2：鳳梨、蘋果、甜椒洗淨，切成小片備用
3：起油鍋煎里肌肉，煎熟後，放在紙巾上，將多餘的油瀝盡後，放在一旁備用 4：於鍋內放入開水，煮開後放入鳳梨、蘋果、紅甜椒，煮滾後撈起備用 5：再將醬油、番茄醬、醋、糖、太白粉等調味料放入鍋中，用小火不停攪拌至稠狀醬汁 6：將里肌肉片、鳳梨、蘋果、紅甜椒一起放入醬汁中即可

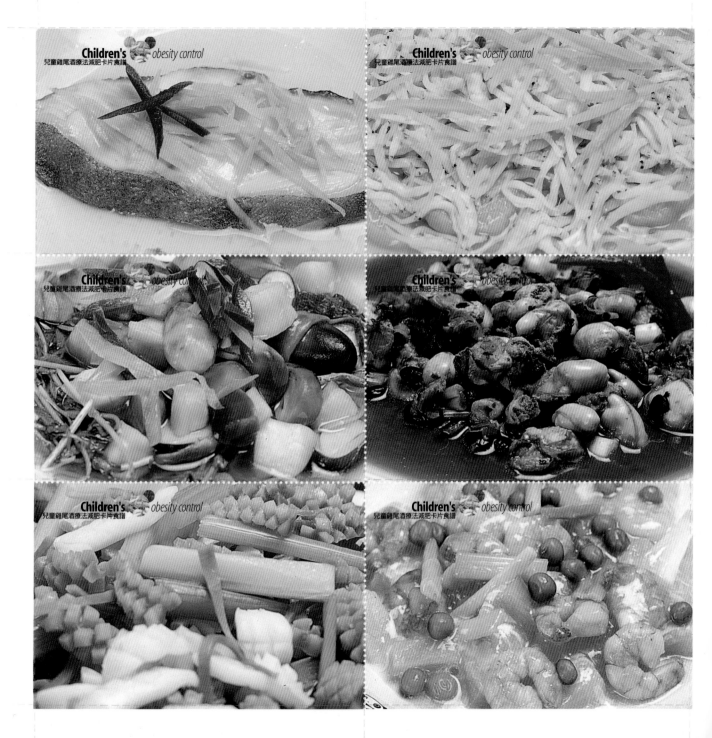

清蒸吻仔魚絲瓜

材料　絲瓜1條、吻仔魚100g、薑一片

調味料　鹽1小匙

做法　1：絲瓜削皮洗淨，切成塊狀；薑切成絲

　　　2：吻仔魚洗淨，備用

　　　3：先將絲瓜放入瓷盤底，再將吻仔魚均勻灑在絲瓜上，最後放入薑絲和鹽調味

　　　4：放入鍋中，隔水加熱，小火蒸煮10分鐘之後即可

清蒸鱈魚

材料　鱈魚200g、薑2片

調味料　鹽1小匙、酒1小匙、野菜香鬆少許

做法　1：薑切絲備用

　　　2：將鱈魚洗淨，並在表皮上灑上鹽，置於盤中，再放入薑絲

　　　3：放入蒸鍋中，蒸15分鐘後，灑上少許野菜香鬆

豆鼓蚵

材料　生蚵150g、蔥花3大匙、薑2片

調味料　豆鼓1又1／2匙、糖1／2小匙、水200c.c.、油1小匙

做法　1：將生蚵洗淨瀝乾，薑片切成丁

　　　2：油鍋先將蔥花爆香，再放入生蚵及豆鼓、糖等調味料，煮沸2—3分鐘即可

干貝炒草菇

材料　干貝50g、草菇50g、豆苗1把

　　　鮮雞精粉1／2小匙、水150c.c.、太白粉1小匙、油1小匙

做法　1：干貝洗淨切成小塊，豆苗洗淨切段，草菇對切成半，太白粉加入50c.c.水，調成太白粉水

　　　2：將豆苗燙熟瀝乾，排列於盤底

　　　3：油鍋小火先炒干貝，約1分鐘後，再放入草菇拌炒，盛起放在豆苗上

　　　4：鍋中放入水及鮮雞精粉，煮開後，加入太白粉水勾芡，淋在干貝草菇上

滑蛋鳳梨蝦仁

材料　鳳梨100g、蝦仁50g、青豆15g、蛋1顆、蔥1支

調味料　鹽1／2小匙、太白粉1小匙、水50c.c.

做法　1：蝦仁洗淨去腸泥，鳳梨切成塊狀，蛋只取蛋白備用

　　　2：油鍋先將蔥爆香，放入蝦仁，待蝦仁略呈紅色後，再放入青豆、鳳梨拌炒至蝦仁全熟後盛起

　　　3：將鹽、太白粉加入50c.c.水，調成太白粉水，放入鍋內煮開，再將蛋白放入鍋中迅速攪拌

　　　5：將糊狀蛋白絲淋在鳳梨蝦仁上即可

芹炒雙脆

材料　魷魚100g、花枝100g、紅蘿蔔2片、西洋芹2根、蔥半根、蒜1小匙

調味料　鹽1／2小匙、糖1／3大匙、鰹魚粉少許、油1小匙

做法　1：將魷魚、花枝洗淨，在表面上斜切花紋，再切成塊狀

　　　2：西洋芹洗淨，切成段，紅蘿蔔切成絲狀

　　　3：油鍋先將蔥、蒜爆香，再放入魷魚、花枝快炒1分鐘

　　　4：再放入西洋芹、紅蘿蔔，及鹽、糖、鰹魚粉等調味料拌炒即可

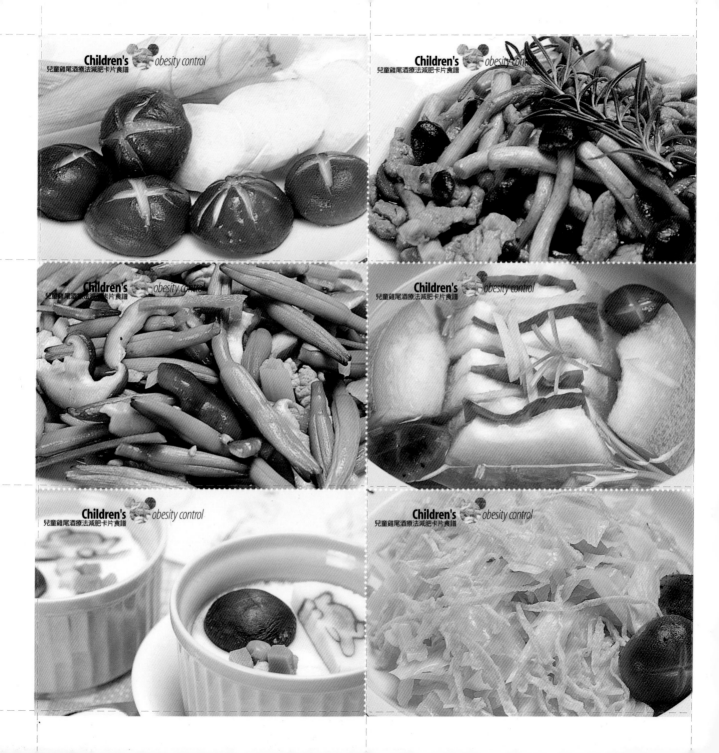

松茸菇炒肉絲

材料　松茸菇100g、瘦肉絲50g、蒜末1／2小匙

調味料　醬油1／2小匙、糖1／4匙、水100c.c.、油1小匙

做法　1：將松茸菇洗淨分開，並切除根部

　　　2：油鍋爆香蒜末，並加入松茸菇、肉絲拌炒

　　　3：再加水、醬油、糖等調味料，一起煮沸，
　　　　　改小火　略悶1分鐘後，即可盛起

涼拌烤香菇

材料　香菇5朵、茭白筍1根、白蘿蔔少許

調味料　淡醬油2大匙

做法　1：香菇去蒂，茭白筍洗淨切成片

　　　2：將烤箱設定在150度，香菇烤10分鐘，
　　　　　茭白筍烤25分鐘

　　　3：將白蘿蔔磨成泥，加入淡醬油內，作成沾醬

　　　4：待香菇、茭白筍冷卻後，沾上醬汁即可食用

燉香菇冬瓜湯

材料　香菇2朵、冬瓜300g、薑1片、火腿10g、芹菜1／2根

調味料　鹽1小匙、水

做法　1：香菇洗淨去蒂，薑切成絲，火腿對切成6片，
　　　　　芹菜切成末備用

　　　2：冬瓜外皮洗淨，連皮切成6塊，
　　　　　再予冬瓜肉中間橫切一刀至接近外皮處，夾入火腿

　　　3：將冬瓜火腿片舖在瓷碗內，再舖上香菇，加水至
　　　　　八分滿，並加入1小匙鹽後，灑上薑絲，蓋上保鮮膜

　　　4：放入鍋中隔水蒸煮，用小火煮30分鐘後，
　　　　　灑上芹菜末即可

金針花炒香菇

材料　生金針花100g、新鮮香菇5朵、瘦肉絲20g、蔥半根、薑1
　　　片、紅蘿蔔1片、蒜末1／2小匙

調味料　鹽1小匙、油1小匙、水150c.c.

做法　1：金針花洗淨瀝乾

　　　2：香菇去蒂，切成片狀；薑、紅蘿蔔切成絲狀，備用

　　　3：油鍋爆香蔥、蒜末，放入肉絲，稍加拌炒後，再放入
　　　　　金針花及香菇

　　　4：大火快炒後，加入水和鹽等調味料

　　　5：轉小火炒約2分鐘後，即可盛起

高麗菜蛋絲

材料　高麗菜150g、蛋1顆取10g蛋絲、蔥半根、蒜末1／2小
　　　匙、香菇2朵

調味料　油1小匙、鹽1小匙

做法　1：將蛋打散，在油鍋中先煎成蛋皮，待涼後，
　　　　　切成絲狀

　　　2：高麗菜洗淨切絲，香菇洗淨，去蒂切成片狀

　　　3：油鍋中爆香蔥、蒜，再放入高麗菜、香菇，
　　　　　大火快炒約2分鐘後，加入鹽調味

　　　4：盛起後，灑上蛋絲即可

香菇蒸蛋

材料　蛋2個、魚板3片、香菇3朵

調味料　柴魚粉1小匙、水150c.c.

做法　1：將蛋放入碗中，並打散

　　　2：另取小鍋，將水及柴魚粉煮開

　　　3：將煮開的水，沖入蛋汁中，並同時攪拌，
　　　　　之後，再分裝至小碗裡

　　　4：另將蒸鍋內的水煮開，再把小碗放入鍋中，
　　　　　以大火蒸1分鐘後，放入魚板、香菇，
　　　　　改小火繼續蒸10分鐘即可